Transrektale Prostatasonographie

Springer
*Berlin
Heidelberg
New York
Barcelona
Budapest
Hongkong
London
Mailand
Paris
Santa Clara
Singapur
Tokio*

Henning Bartels

Transrektale Prostatasonographie

Mit 153 Abbildungen in 383 Teilfiguren,
davon 4 in Farbe

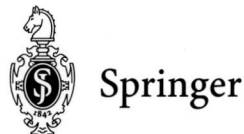 Springer

Dr. Henning Bartels
Evangelisches Krankenhaus
Urologische Klinik
An der Lutter 24
D-37075 Göttingen

ISBN 3-540-61239-4 Springer-Verlag Berlin Heidelberg New York

Die Deutsche Bibliothek – CIP-Einheitsaufnahme
Bartels, Henning: Transrektale Prostatasonographie: ein Leitfaden/Henning Bartels. – Berlin; Heidelberg; New York; Barcelona, Budapest; Hongkong; London; Mailand; Paris; Santa Clara; Singapur; Tokio: Springer, 1996
ISBN 3-540-61239-4

Dieses Werk ist urheberrechtlich geschützt. Die dadurch begründeten Rechte, insbesondere die der Übersetzung, des Nachdrucks, des Vortrags, der Entnahme von Abbildungen und Tabellen, der Funksendung, der Mikroverfilmung oder der Vervielfältigung auf anderen Wegen und der Speicherung in Datenverarbeitungsanlagen, bleiben, auch bei nur auszugsweiser Verwertung, vorbehalten. Eine Vervielfältigung dieses Werkes oder von Teilen dieses Werkes ist auch im Einzelfall nur in den Grenzen der gesetzlichen Bestimmungen des Urheberrechtsgesetzes der Bundesrepublik Deutschland vom 9. September 1965 in der jeweils geltenden Fassung zulässig. Sie ist grundsätzlich vergütungspflichtig. Zuwiderhandlungen unterliegen den Strafbestimmungen des Urheberrechtsgesetzes.

© Springer-Verlag Berlin Heidelberg 1996
Printed in Germany

Die Wiedergabe von Gebrauchsnamen, Handelsnamen, Warenbezeichnungen usw. in diesem Werk berechtigt auch ohne besondere Kennzeichnung nicht zu der Annahme, daß solche Namen im Sinne der Warenzeichen- und Markenschutz-Gesetzgebung als frei zu betrachten wären und daher von jedermann benutzt werden dürften.
Produkthaftung: Für Angaben über Dosierungsanweisungen und Applikationsformen kann vom Verlag keine Gewähr übernommen werden. Derartige Angaben müssen vom jeweiligen Anwender im Einzelfall anhand anderer Literaturstellen auf ihre Richtigkeit überprüft werden.

Satz: K+V Fotosatz GmbH, Beerfelden
SPIN 10507711   21/3135-5 4 3 2 1 0 – Gedruckt auf säurefreiem Papier

Vorwort

Die transrektale Sonographie eröffnet der praktisch wichtigen urologischen Diagnostik geradezu eine neue Dimension für die Früherkennung, für die symptomatische Erkrankung und für die Verlaufskontrolle nach konservativer und operativer Behandlung der Prostata und Samenblasen.

Einen Aspekt dieser Möglichkeiten kann man fast glückhaft nennen zu einem Zeitpunkt, da der PSA-Wert – vor allem in der Grauzone – Unsicherheit heraufbeschwören kann und deswegen ein weiteres, möglichst sicheres Kriterium dringend gefragt und notwendig ist: einerseits um Frühdiagnostik bildgebend und so vergleichbar zu ermöglichen, andererseits, um Übertherapie unbedingt zu vermeiden. Die Erfüllung dieser Aspekte ist ein hoher Anspruch, dem dieses Verfahren aber, richtig und engagiert angewandt, gerecht werden kann neben vielen anderen erstmals möglichen Einblicken. Dies haben offensichtlich auch die gesetzlichen Kostenträger erkannt: für die intrakavitäre Sonographie wurde trotz überaus knapper Ressourcen extra eine Zusatzgebührenziffer geschaffen. Es liegt jetzt bei den Anwendern, die Gegebenheiten konkret und hilfreich für den Patienten zu nutzen.

Im vorliegenden Leitfaden zur transrektalen Sonographie werden die Bezeichnungen TPS (transrektale Prostatasonographie) und TRUS (transrektaler Ultraschall) synonym gebraucht, entsprechend dem deutschen und dem angloamerikanischen Schrifttum. Dabei kommt, wie bei einem bildgebenden Verfahren zu erwarten, dem Bild und seiner Legende eher größere Bedeutung zu als dem Text, weil Worte oft umständlich beschreiben müssen, was ein Pfeil im Bild direkt aufzeigen kann. Trotzdem sind Pfeile sparsam gesetzt. Sie sollen einen Befund nicht zu stark aus dem Gesamteindruck des Bildes herausheben und das übende Einsehen in ein Bild nicht unnötig erschweren.

Bei einer solchen Konzeption kann der Text knapp bleiben und sich auf die Erklärung dessen beschränken, was aus Bildern mit Legenden nicht hervorgeht. Text und Legenden sollen den Gesamteindruck des Bildes für den Leser komplettieren und ihm schließlich die Interpretationen von Bildern selbst ermöglichen. Erfahrung und Vorbildung in der Sonographie sind dabei natürlich vorteilhaft, weil ja die TPS letztlich nur eine spezielle Form der Applikation darstellt. Dem Urologen kommen zusätzlich seine intraoperativen Erfahrungen zugute, z. B. bei der transurethralen Resektion oder der offenen Prostatovesikulektomie.

Ich verdanke neuerlich die Erstellung dieses Buches der Mithilfe zahlreicher Patienten und Mitarbeiter der Klinik. Genannt seien vor allem die Oberärzte Dr. Frank Glaser, seinerzeit noch Dr. Bernd Brüggeboes und jetzt Herrn Dr. Erich Taugner. Schließlich haben erneut Herr Ullrich Kowalczyk für die fotografische Arbeit und Frau Ingrid Hofmann bei der Manuskriptbewältigung dankbare, unerläßliche Hilfe geleistet.

Der Springer-Verlag, personifiziert in Frau Dr. U. Heilmann, war mir erneut Motor und Begleiter für dieses gerade zum jetzigen Zeitpunkt wichtige Buch, das durch die vorzügliche Lektoratsarbeit von Frau G. Zech-Willenbacher zusätzlich profitieren darf. Besonderer Dank gebührt schließlich Frau A. Deus, die mit ihrer großen Erfahrung und nimmermüdem Einsatz die überaus schwierige Aufgabe des Layouts großartig gelöst hat.

Göttingen, im August 1996   Henning Bartels

Inhaltsverzeichnis

1	**Einleitung**	1
2	**Der Untersuchungsablauf der transrektalen Prostatasonographie (TPS/TRUS)**	5
3	**Die Sonoanatomie von Prostata und Samenblasen im transrektalen Schnittbild**	13
4	**Das transrektale Schnittbild der Prostata bei Entzündungen**	27
4.1	Allgemeines	27
4.2	Akute Entzündungen	27
4.2.1	Die akute Prostatitis	27
4.2.2	Die fokale Prostatitis	28
4.2.3	Der Prostataabszeß	28
4.3	Chronische Entzündungen	29
4.3.1	Die chronische unspezifische Prostatitis	29
4.3.2	Die granulomatöse Prostatitis	30
5	**Zystische Aussparungen im transrektalen Schnittbild der Prostata**	37
5.1	Allgemeines	37
5.2	Solitäre Zysten	37
5.3	Multiple Zysten	38
6	**Die benigne Prostatahyperplasie (BPH) im sonographischen Schnittbild**	45
6.1	Allgemeines	45
6.2	Die Entwicklung der benignen Prostatahyperplasie in TZ und CZ	45
6.3	Das sonographische Bild der benignen Prostatahyperplasie (BPH) und ihre Differentialdiagnose	46
6.3.1	Das Prostatakarzinom in der TZ	46

6.4 Das sonographische Bild der behandelten benignen Prostatahyperplasie 47

7 Das Prostatakarzinom im transrektalen sonographischen Schnittbild 57
7.1 Die TPS als Kriterium in der Diagnostik des Prostatakarzinoms 57
7.2 Die Differentialdiagnosen auffälliger sonographischer Befunde 59
7.2.1 Echoarme Läsionen 59
7.2.2 Kapselkonturunregelmäßigkeiten 60
7.2.3 Veränderte Prostatadiameter 61
7.2.4 Bewertung der Kriterien für die Relevanz eines Prostatakarzinoms 62
7.3 Das Fehlen sonographischer Zeichen beim Prostatakarzinom 63
7.4 Der sonographische Nachweis einer Kapselüberschreitung und/oder eines Samenblasenbefalls durch das Prostatakarzinom ... 64

8 Die ultraschallgeführte transrektale Biopsie der Prostata 87
8.1 Allgemeines 87
8.2 Transrektale versus perineale Biopsie 88
8.3 Die Durchführung der transrektalen Biopsie . 89
8.4 Die Sextantenbiopsie 89

9 Postoperative Zustände der Prostata im sonographischen Schnittbild 99
9.1 Allgemeines 99
9.2 Das Bild nach der transurethralen Resektion . 99
9.2.1 Die normale Loge 99
9.2.2 Die unregelmäßige Logenkontur 101
9.2.3 Adenomresiduen, Adenomregenerate 101
9.3 Das Bild nach der Adenomektomie 102
9.4 Der Stent in der prostatischen Harnröhre ... 102
9.5 Das Bild bei und nach Behandlung des Prostatakarzinoms 103
9.5.1 Hormonablation und/oder Bestrahlung 103
9.5.2 Die radikale Prostatovesikulektomie 104
9.5.3 Die lokale Karzinommetastase 105
9.6 Das Bild nach der Prostatozystektomie 105

10	**Die spezielle Problematik der transrektalen Samenblasensonographie**	125
10.1	Die normale Sonomorphologie der Samenblasen	125
10.2	Die pathologische Sonomorphologie der Samenblasen	126
10.3	Samenblasenbiopsien und ihre Problematik	126
11	**Die Bedeutung neuerer Techniken für die aktuelle sonographische Diagnostik der Erkrankungen von Prostata und Samenblasen**	133
11.1	Die farbkodierte Dopplersonographie (FKDS)	133
11.2	Die 3D-Sonographie	134
11.3	Innovationen – was bleibt?	135

Literatur 141

Sachverzeichnis 145

Abkürzungen

BPH	Benigne Prostatahyperplasie
C.am.	Corpora amylacea
CDE	Color-Doppler-Energie
CZ	Zentrale Zone
FKDS	Farbkodierte Dopplersonographie
FS	Fibromuskuläres Stroma
HB	Harnblase
HR	Harnröhre
LS	Longitudinalschnitt (☾)
NVB	Neurovaskuläres Bündel
PC	Prostatakarzinom
PlS	Plexus Santorini
PS	Prostatasonographie
PSA	Prostataspezifisches Antigen
PSAD	PSA-Dichte im Gesamtvolumen der Prostata
PSAV	Geschwindigkeit (Velocity) der PSA-Zunahme im Verlauf
PUD	Paraurethrale Drüsen
PVE	Prostatovesikulektomie
PZ	Periphere Zone
Rf	Raumforderung
SB	Samenblase
SH	Schleimhaut
Si	Sphincter internus
SK	Schallkopf
SPS	Suprapubische Prostatasonographie
SS	Sagittalschnitt
TPS	Transrektale Prostatasonographie
TRUS	Transrektaler Ultraschall
TS	Transversalschnitt (⊖)
TUR	Transurethrale Resektion
TZ	Transitionalzone
⊖	Symbol für TS
☾	Symbol für LS oder SS

KAPITEL 1

Einleitung

Die Prostatasonographie (PS) hat trotz ihrer über 20jährigen und fast kontinuierlich verlaufenen Geschichte erst in jüngster Zeit eine wirkliche Bedeutung erlangt.

Bereits in den Anfangszeiten der klinischen Sonographie, also etwa 1968, wurde der damals noch äußerst voluminöse Schallkopf (SK) suprapubisch appliziert und nach retropubisch geschwenkt, um so die Umrisse der Prostata darstellen zu können; die gefüllte Harnblase diente dabei als Vorlaufstrecke. Im Laufe der schnellen Weiterentwicklung der Geräte nutzte die Sonographie zunehmend ihre Möglichkeiten, auch in bezug auf die Prostata, nämlich die nichtinvasive Darstellung eines parenchymatösen Organs (Abb. 1.1a, b), unabhängig von der Funktion. Radiologisch konnte man bis dahin lediglich die prostatische Harnröhre mit Hilfe von Kontrastmittel sichtbar machen (Abb. 1.2).

Schon recht bald, etwa 1974, wurden dann in der urologischen und radiologischen Literatur Schnittbilder der Prostata publiziert, die durch die

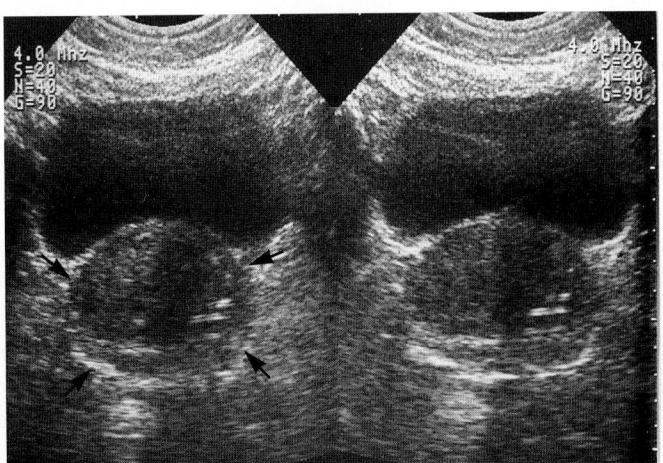

Abb. 1.1a, b. Sonographische Darstellung der Prostata, suprapubische Applikation. **a** Vor, **b** nach der Miktion: praktisch unveränderte Blasenfüllung.
Mit der ersten Abbildung dieses parenchymatösen Organs (*Pfeile*) war bereits eine Größenabschätzung möglich, aber – trotz der guten Voraussetzung einer natürlichen Wasservorlaufstrecke (Blase) – noch keine eindeutige oder gar vollständige morphologische Differenzierung. Dennoch ist dieses Verfahren nach wie vor von Bedeutung für die Restharnabschätzung, die den vorher dazu notwendigen Katheter abgelöst hat

Abb. 1.2. Urethrographie. Röntgenologisch kann mit Hilfe von Kontrastmittel lediglich die prostatische Harnröhre, nicht aber die drüsige Prostata abgebildet werden

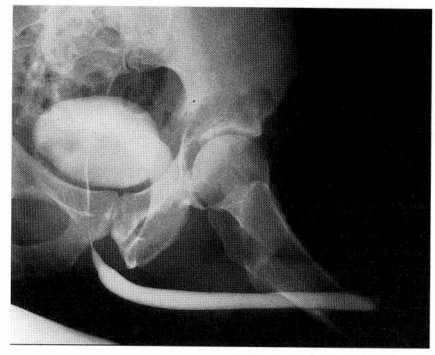

rektale und transurethrale Applikation des Transducers erstellt waren. Das rektale Verfahren bleibt medizinhistorisch mit dem Namen *Watanabe* verbunden, das transurethrale mit dem Namen *Holm*. Der von Watanabe entwickelte Stuhl mit einer Schallsonde, auf die der Patient plaziert werden mußte, wird heute noch als etwas absonderliche Kuriosität gerne erwähnt. Die Schnittbilder der Watanabe-Methode haben die wichtigste Frage an das Verfahren nicht klären können, nämlich die, ob sich ein subjektiver Tastbefund auf diese Weise objektiv sichtbar machen lassen könnte. Immerhin aber hat Watanabe zeigen können, daß eine rektale Applikation technisch möglich ist. Mit einer rektalen Sonde ist man unmittelbar „vor Ort" und damit unbeeinträchtigt von der – das suprapubische Verfahren stark limitierenden – individuell höchst unterschiedlichen Anatomie der Patienten.

Die transurethale Methode geriet in der Folgezeit medizinisch und technisch in Vergessenheit, obwohl dieser vertraute Weg den Urologen doch besonders eingängig hätte sein müssen. Das damalige urologische Desinteresse läßt sich im nachhinein nur so erklären, daß die Zeit für eine sonographische Darstellung der Prostata einfach noch nicht reif war, weil ein wirklicher Bedarf – zumindest zunächst – nicht gesehen wurde.

Während dieser Zeit und in den folgenden Jahren liefen in Deutschland aufwendige Versuche, um bei suprapubischer Applikation mit Hilfe von Rechnern die Transmissions- bzw. Dichteunterschiede der Prostata objektiv messen zu können. Auf diese Weise hoffte man auf eine Klärung der Frage, ob Unterschiede zwischen Adenom- und Karzinomgewebe der Prostata meßbar sein würden, man also eine Art Gewebecharakterisierung vornehmen könnte. Diese mehrjährigen Untersuchungen, die zeitweilig auch erfolgversprechend schienen, bleiben mit dem Namen des Wiesbadener Gynäkologen *Loch* verbunden. Zu einem entscheidenden Durchbruch, zur kinischen Anwendung kam es letztlich jedoch nicht. Diese Bemühungen wurden nämlich von einer inzwischen wesentlich verbesserten transrektalen Sonde überholt, deren Vorteile vor allem in der einfachen pragmatischen

Anwendung lagen. Der Berliner Radiologe *Frentzel-Beyme* hat für die praktische Anwendung dieser transrektalen 5-MHz-Sonde Basisarbeit geleistet, als er seine Apparatur in einem kleinen Bus installierte und Berliner urologische Praxen anfuhr, um Patienten mit der Differentialdiagnose Prostataadenom oder -karzinom sonographisch zu untersuchen.

Der wirkliche Durchbruch der transrektalen PS verzögert sich aber noch. Ihre heutige Bedeutung erreichte sie erst, als der PSA-Wert im Serum klinisch bedeutsam wurde und als – ebenso wichtig – mit einer jetzt 7,5-MHz-Sonde auch die sagittale Ebene von Prostataschnittbildern möglich wurde und damit die herdgezielte Biopsie unter Sicht.

Die PS hat eine ähnliche Geschichte wie die übrige urogenitale Sonographie: Zunächst wurde sie freundlich belächelt und unterschätzt, weil die etablierten Möglichkeiten völlig ausreichend schienen. Erst nachdem die Technik die medizinische Fragestellung richtig verstanden hatte und dann die Entwicklung ganz gezielt vorantrieb, ließ sich zeigen, welchen diagnostischen Wert eine hohe sonographische Auflösung des Binnenstrukturmusters der Prostata und ihrer Umgebung wirklich besitzt.

Was vor kurzem noch undenkbar schien, ist inzwischen auf breiter Basis möglich: Mit einer modernen Ausrüstung lassen sich die gesamte Prostata intra- wie extrakapsulär sowie die Samenblasen makroskopisch exakt evaluieren und Differentialdiagnosen durch herdgezielte Biopsien in der erforderlichen Anzahl histologisch sicher klären.

Diese Möglichkeit gewinnt hohe Bedeutung angesichts der steigenden Lebenserwartung des Mannes und der damit zunehmenden Relevanz prostatischer Affektionen. Der Wert der PS mit der Biopsie reduziert sich aber nicht etwa auf die Beantwortung der Frage „Karzinom – ja oder nein?". Vielmehr haben sich inzwischen, wie bei der Sonographie anderer Organe auch, zahlreiche Indikationen herausarbeiten lassen, bei denen die transrektale Sonographie wichtige Informationen erwarten lassen kann.

Ein verfahrensspezifischer Nachteil bleibt allerdings auch bei der transrektalen Sonographie: die Abhängigkeit der Befunde von der Erfahrung des Untersuchers. Diese ist um so wichtiger, weil Verfahren wie CT und MRT nicht nur viel teurer, zudem aufwendiger und für den Patienten lästiger sind, sondern auch, weil sie keine wirkliche Alternative zur TRUS sein können, zumal gezielte Biopsien weiterhin nicht etabliert sind. CT und MRT müssen für den Einzelfall als komplementäre Möglichkeiten bei exakt formulierbarer Fragestellung angesehen werden. Unter diesen Voraussetzungen kann das Motto derer, die sich mit Erkrankungen der Prostata und ihrer Nachbarorgane beschäftigen, vielleicht lauten: „Learning by doing" – auf einer sicheren theoretischen Grundlage.

Das vorliegende Buch möchte so pragmatisch wie möglich versuchen, diese Grundlage zu schaffen und einen aktuellen Standard zu vermitteln.

KAPITEL 2

Der Untersuchungsablauf der transrektalen Prostatasonographie (TPS/TRUS)

In der Regel wird man diese Untersuchung geplant und systematisch durchführen, nur ausnahmsweise spontan „zwischendurch", denn der Patient muß vorbereitet werden, und der Arzt benötigt Zeit.

Nachdem der Patient über den Grund für die TRUS informiert worden ist, erklärt man ihm die Sonde (Abb. 2.1), stets mit dem Hinweis, daß ihr Einführen objektiv weniger unangenehm ist als die digitorektale Untersuchung.

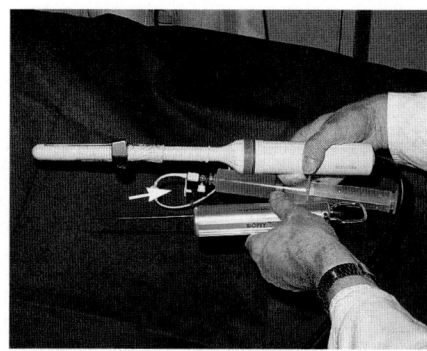

Abb. 2.1. Die transrektale Sonde wird dem Patienten gezeigt und zusammen mit der Nadelführung, der Biopsiekanüle und der Schnellfederpistole erläutert. Die Wasservorlaufstrecke (*Pfeil*) ist bei 7,5-MHz-Schallköpfen kaum noch erforderlich

Der Patient sollte möglichst abgeführt haben, zumindest aber sollte das distale Rektum leer sein.

Nach der Blasenentleerung beginnt die Untersuchung mit der suprapubischen Blasen- und Prostatasonographie mit einem 3,5-MHz-Schallkopf, um Aufschluß über Restharn und das ungefähre Ausmaß der Prostata zu erhalten (Abb. 2.2 a, b).

Anschließend dreht sich der Patient in Knie-Ellenbeugen-Lage, und es folgt die Inspektion des Analbereichs, etwa zur Erkennung eines Prolapses, von Hämorrhoiden, Fissuren oder anderen Affektionen.

Die digitorektale Untersuchung wird in gewohnter Weise durchgeführt mit unmittelbarer Befunddokumentation und Klärung der Frage, ob eine Biopsieindikation vorliegt. Danach nämlich richtet sich die Vorbereitung der transrektalen Sonde. Die derzeit meistverwendete Sonde hat einen Durchmesser von 2 cm bei einer Gesamtlänge von 43 cm. Sie enthält einen Transducer mit Untersuchungsfrequenzen von 5,6 und 7,5 MHz und

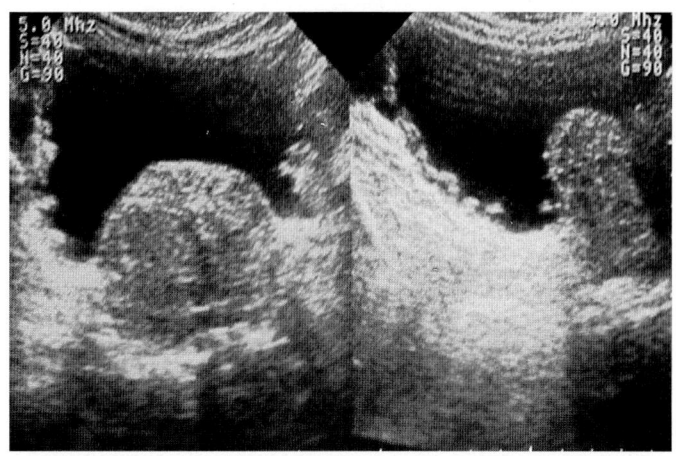

Abb. 2.2 a, b. Suprapubische Prostatasonographie (SPS). Nach der Miktion verbleibt reichlich Rest (hier ca. 200 ml) in der Blase. Im TS (**a**) erkennt man einen Schnitt durch die große Prostata, die sich scheinbar in die Blase hineinentwickelt hat. Im SS (**b**) kann nur ein Teil der Prostata dargestellt werden; der andere Teil liegt im „toten Winkel" hinter der Symphyse. Die Trabekulierung der Blasenschleimhaut infolge einer starken Detrusorhypertrophie bei offensichtlicher subvesikaler Obstruktion ist deutlich zu erkennen. Eine morphologische Differenzierung innerhalb des Prostataschnittbildes ist nicht möglich

ermöglicht Bilder in beliebigen transversalen und senkrecht dazu longitudinalen Ebenen von 360° bzw. 240°. Der Monitor zeigt einen 100° bzw. 150° Ausschnitt der jeweiligen Ebene. Auf diese Weise ergeben sich die für die Volumetrie wichtigen drei Diameter: rechts – links, kraniokaudal und anteriorposterior (Abb. 2.3 a, b).

Es gibt eine Reihe anderer Sonden, die andere Ebenen darstellen, etwa die sog. Endfire-Sonde, die nach vorn abstrahlt, oder auch 3 D-Sonden, die zusätzlich die koronare Ebene einspielen lassen können, ohne jedoch gesicherte, diagnostisch relevante Vorteile zu bieten. Sie sollen an dieser Stelle nicht weiter erörtert werden.

Die Sonde muß *unerläßlich* allen hygienischen Anforderungen – auch im Hinblick auf mehrere aufeinanderfolgende Untersuchungen – entsprechen. Da sich bei 7,5 MHz eine Wasservorlaufstrecke erübrigt, wird nur ein haltbares Kondom, in das etwas Kontaktgel hineingegeben wird, übergezogen und am Schaft fixiert.

Ist eine Biopsie geplant, wird auf das Kondom die Nadelführungshülse bei 12–15 cm fest arretiert. Darüber kann ein 2. Kondom gezogen und ebenfalls am Schaft befestigt werden. Nach Festlegung der Biopsienotwendigkeit erhält der Patient ein Breitbandantibiotikum in eher höherer Dosierung. Die Medikation wird über 2–3 Tage fortgeführt. Zusätzlich kann sicherheitshalber unmittelbar nach der Punktion ein Metronidazol-Suppositorium gegeben werden, weil anaerobe Keime durchaus möglich sind (B. fragilis, Clostridien).

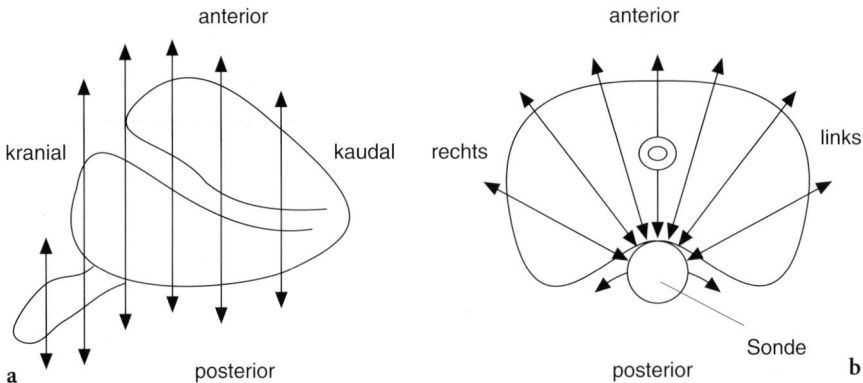

Abb. 2.3 a, b. Die transversalen (**a**) und sagittalen (**b**) Schnittebenen, die die transrektale Sonde liefert. **a** Die senkrechten Linien zeigen die jeweilige transversale Ebene – von den Samenblasen ganz kranial bis zur Apex prostatae ganz kaudal – an, die man in der frontalen Aufsicht sieht (vgl. Abb. 2.5). **b** Die radiären Linien – von der Mitte nach rechts und zurück über die Mitte nach links – symbolisieren die von transversal um 90° versetzten Sagittalebenen (vgl. Abb. 2.6)

Abb. 2.4. Die transrektale Sonde in situ. Der Patient liegt in Linksseitenlage. Der Arzt sitzt rechts vom Patienten und hat den Monitor im Blickfeld

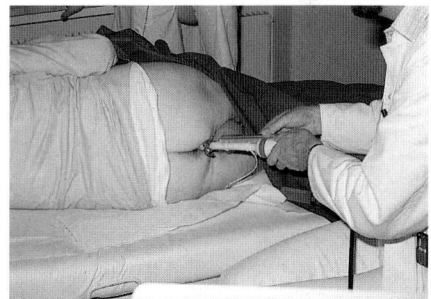

Die Untersuchung erfolgt in Linksseitenlage, wobei der Arzt rechts vom Patienten sitzt und kopfwärts zum Patienten auf den Monitor schaut (Abb. 2.4).

Man kann ein lokal anästhesierendes Gel über die armierte Sonde oder auch an den Analkanal geben; an sich reicht jedoch fast immer etwas Vaseline oder Borsalbe aus. Bei ruhigem, behutsamem Vorgehen wird man so immer ein schmerzfreies Einführen der im Durchmesser ca. 2 cm starken Sonde erreichen können. Entsprechend der Fensteröffnung der Sonde stellt man zunächst die Transversalebene nach ventral oben hin ein und beginnt die Untersuchung mit den Samenblasen rechts und links; danach fährt man unter langsamem, schrittweisem Zurückziehen der Sonde die gesamte Prostata von der Basis bis zur Apex und im Bedarfsfall darüber hinaus ab. (Abb. 2.5 a–h). Besonders wichtig sind die seitlichen Konturen, die je nach Erfordernis extra „herausgehebelt" werden können. Bei jeder

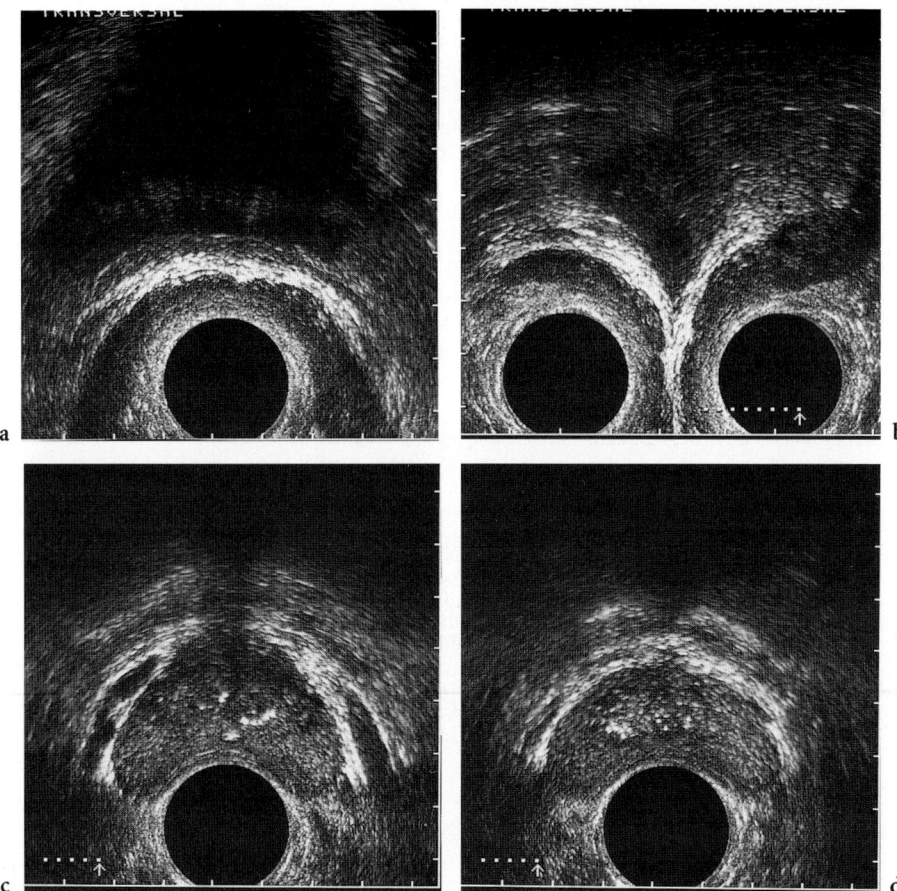

Abb. 2.5. Die Untersuchung beginnt mit Transversalschnitten (TS) durch die Samenblasen (**a**), deren Basis zur vollständigen Exploration jeweils rechts und links „herausgehebelt" werden muß (**b**). Durch Zurückziehen der Sonde kommt die Prostatabasis ins Bild. Jenseits der echodichten Fett-Faszien-Struktur liegen die Logen des M. levator prostatae (**c**). Durch weiteres Zurückziehen (**d, e**) stellt man Schnitte durch die Prostatamitte dar, wobei in **e** dorsolateral die neurovaskulären Bündel (*Pfeile*) beidseits sichtbar werden. Weiter kaudal (**f, g**) wird die Apex prostatae geschnitten, deren Grenze durch Mitanschnitte von bulbomembranösen Anteilen (*Pfeile*) (**h**) nicht immer ganz sicher abzugrenzen ist

Auffälligkeit wird die transversale Ebene durch Knopfdruck um 90° nach sagittal versetzt, wodurch man unmittelbar einen zumindest zweidimensionalen Eindruck des entsprechenden Areals erhält. Auch wenn die transversale Durchmusterung unauffällig bleibt, werden – ausgehend von der Mittellinie – im sagittalen Durchmeser zunächst der rechte Lappen, danach der linke – jeweils von median über paramedian nach lateral hin – abgefahren und evaluiert (Abb. 2.6 a–c). Generell ist die Exploration des ganz basalen und ganz apikalen Bereichs im Sagittalschnitt besser mög-

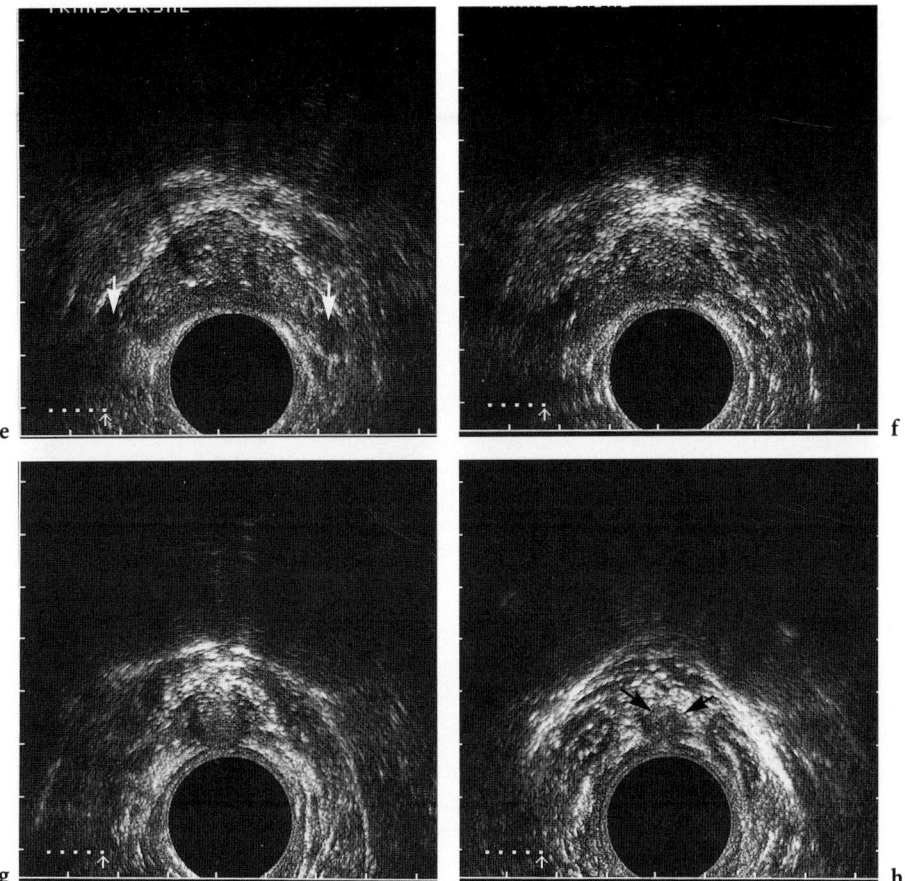

Abb. 2.5 (*Forts.*)

lich als transversal. Besondere Aufmerksamkeit muß man im Sagittalschnittverfahren den kraniodorsal der Prostata gelegenen Samenblasen widmen.

Jetzt folgt, sofern indiziert, die Biopsie, wie sie im Kap. 7 „Die ultraschall-geführte transrektale Biopsie aus der Prostata u. o. ihrer Umgebung" beschrieben ist. Die Entfernung der Sonde aus dem Rektum und die Entsorgung des Kondoms erfolgen so vorsichtig und so hygienisch wie nur möglich. Beim Säubern der Analregion wird der Patient darauf hingewiesen, daß ein leichtes Nachnässen oder auch Bluten möglich, aber belanglos ist. Das Kondom muß intakt geblieben sein; andernfalls ist eine völlige Neuaufbereitung der Sonde unerläßlich.

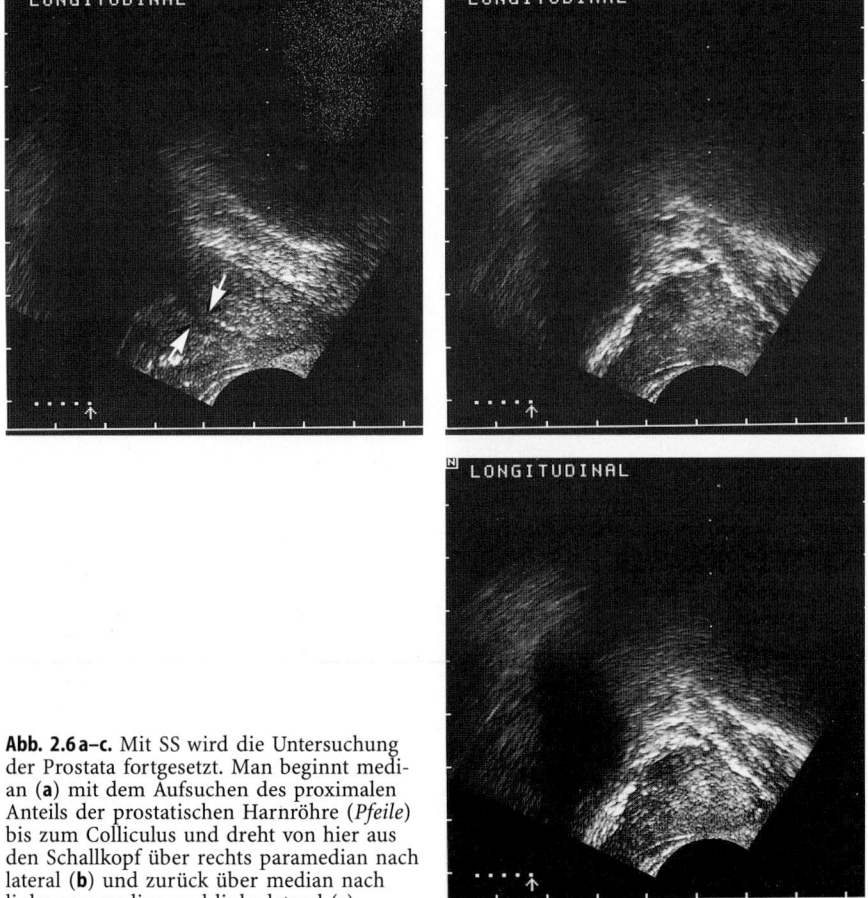

Abb. 2.6 a–c. Mit SS wird die Untersuchung der Prostata fortgesetzt. Man beginnt median (**a**) mit dem Aufsuchen des proximalen Anteils der prostatischen Harnröhre (*Pfeile*) bis zum Colliculus und dreht von hier aus den Schallkopf über rechts paramedian nach lateral (**b**) und zurück über median nach links paramedian und links lateral (**c**)

Gleich nach der Untersuchung wird zweckmäßigerweise der Befund in einem Vordruck, ggf. mit Skizze, und in angefertigten Printbildern dokumentierte. Die Abb. 2.7 zeigt ein mögliches Vordruckmuster.

Abb. 2.7. Formularvordruck (mit Dreifachdurchschlag in unterschiedlichen Farben), der sich seit 4 Jahren bewährt. Die suspekte Region und die Biopsieentnahmen können eingezeichnet werden

Arzt/Krankenhaus – Urologische Klinik/Praxis

TPS (TRUS)

Datum:

(Platz für Patientendaten)

Fragestellung:

Bisherige Behandlung:

Anamnese:

Obstruktion	☐
Entzündung	☐
Zustand nach Retention	☐
Haemospermie	☐

PSA:

Zuletzt:

Prostata-Vol.:

PSA-Quotient:

DRE (Größe, Grenzen, Oberfläche, Konsistenz)

TPS: Einführung:

Größe

Kontur

Zonen

Laesionen

Sonstiges

Samenblasen

Biopsien:

Herdgezielt

Sextanten

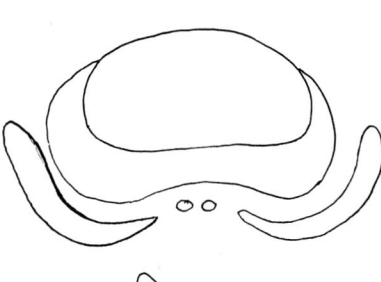

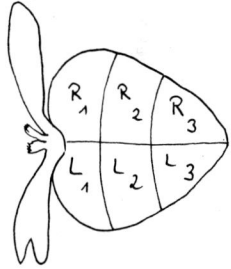

Histologie:

EKW 290

KAPITEL 3

Die Sonoanatomie von Prostata und Samenblasen im transrektalen Schnittbild

Wichtigste Voraussetzung für eine richtige Beurteilung sonographischer Schnittbilder ist die Kenntnis der normalen sonographischen Anatomie, die als Referenz zu gelten hat. Physiologischerweise findet man auch bei Prostatae und Samenblasen eine weite Normvariabilität; jedoch bietet sich bei diesem Organ – im Gegensatz zu den sonographischen Explorationen fast aller anderen inneren Organen – die Möglichkeit des Anfassens, des Palpierens, zumindest eines weiten wichtigen Bereichs, nämlich der posterolateralen Oberflächenzirkumferenz. Insofern ist auch der transrektale Ultraschall das Verfahren zur Weiterführung der klinisch-manuellen Untersuchung. Nach dem palpatorischen Eindruck von der Oberfläche wird mit Hilfe der TRUS die Binnenstruktur dieses klinisch wichtigen Organsystems beurteilt.

Die sonographische Prostataanatomie orientiert sich eng an der zonalen Aufteilung dieses Organs nach McNeal. Selten korrelieren embryologisch-anatomische Befundergebnisse so eindrucksvoll mit der sonographischen Anatomie wie im Falle der Prostata, wobei die Altersabhängigkeit eine besondere Rolle spielt.

Nach McNeal unterscheidet man die *äußere* Drüse, die sich in die periphere Zone (PZ) und die zentrale Zone (CZ) aufteilt, von der *inneren* Drüse, aus der sich das periurethrale glanduläre Gewebe und die Transitionalzone (TZ) entwickeln. Die PZ, die die Hauptmasse des Drüsenkörpers ausmacht, umschließt dorsolateral die CZ, die ebenfalls drüsig aufgebaut ist (Schema 3.1a, b). Die CZ ihrerseits umschließt von ihrer Basis am Blasenauslaß bis zum Colliculus die prostatische Harnröhre in Form eines nach kaudal spitz zulaufenden Kegels. Außerdem ist sie die Ausgangsstruktur für das Epithel der Samenblasen.

Mit zunehmendem Alter entwickeln sich, strikt testosteronabhängig, die Anteile der inneren Drüse, aus denen später das Prostataadenom hervorgehen kann. Es handelt sich um periurethrales drüsiges Gewebe und um die TZ, die laterokaudal von der PZ und teilweise dorsokranial von der CZ begrenzt wird.

Alle genannten Zonen und die prostatische Harnröhre werden ventrolateral eng vom nichtdrüsigen fibromuskulären Stroma (FS) umfaßt. Die Adenomentwicklung mit zunehmendem Alter – bei mehr als 80% aller Männer – erfolgt ausschließlich in der inneren Drüse und zeigt sich in ausbreitendem Wachstum des periurethralen Gewebes und der TZ. Diese

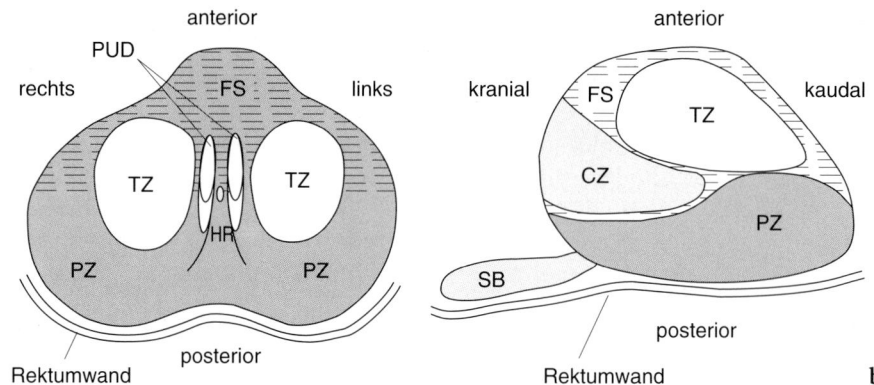

Schema 3.1. Zonale Einteilung der Prostata nach McNeal. **a** Transversalschnitt (Prostatamitte), **b** Sagittalschnitt (paramedian). (*CZ* zentrale Zone, *FS* fibromuskuläres Stroma, *HR* Harnröhre, *PUD* paraurethrales Drüsengewebe, *PZ* periphere Zone, *SB* Samenblase, *TZ* transitionale Zone)

kann schließlich je nach Wachstumsdynamik einen Großteil des Prostataschnittbildes einnehmen, wobei das Gewebe von CZ und PZ als sog. chirurgische Kapsel ganz an die Peripherie gedrängt wird und dann nur noch einem Saum entspricht.

Im *sonographischen Bild* wird die Grenze zwischen chirurgischer Kapsel und TZ oft und auch abhängig vom Alter unverkennbar durch die Präsenz von Corpora amylacea angezeigt (Abb. 3.1 c). Corpora amylacea entsprechen eingedicktem Sekret, das ggf. kalzifiziert sein kann und chemisch aus Hydroxylapatiten besteht. Unabhängig davon markiert sich die Grenze zwischen PZ und TZ meist eindeutig durch eine feine, echoarme Linie. Diese Grenzbeziehungen zwischen den einzelnen Zonen und dem anterolateral gelegenen FS verdeutlicht Schema 3.1, wobei in den Bildern neben der Ebene jeweils die Altersabhängigkeit zu berücksichtigen ist.

Die Echostruktur der einzelnen Zonen hängt von vielerlei Faktoren ab, vor allem von der Geräteeinstellung, dem Alter, dem Flüssigkeitsgehalt und der Einstellung der Ebene. Die PZ-Struktur ist feinkörniger, homogener, aber oft weniger hell als die TZ und die CZ. Die TZ setzt sich aus wachsenden Adenomherden zusammen, die so ein wechselhaftes Muster zwischen echoarmer und echoreicher, also hellerer und dunklerer, Struktur bedingen. Das ventrale Fibrostroma ist stets sehr echoarm, wobei die hier bereits aufgebrauchte Schallenergie der 7,5-MHz-Sonde eine zusätzliche Rolle spielen kann.

Die ganze Prostata wird von einer echoreichen Schicht umgeben, die dorsal der Denonvilliersschen Faszie und ventrolateral der endopelvinen Faszie entspricht, jeweils mit zusätzlicher, unterschiedlich starker Fettschicht. Innen von dieser dicken echoreichen Fett-Faszien-Schicht sieht man oft noch Anschnitte einer ganz zarten, echoarmen Schicht, die fast muskelähnlich wirkt aber der zarten anatomischen Prostata-Kapsel entspricht.

Eindeutig Muskulatur enthält ein sehr echoarmer Bereich unmittelbar median im Blasenauslaß, am Beginn der Harnröhre, in Höhe der Prostatabasis (Abb. 3.5) und ebenso eine rhombenähnliche Figur an der Apex prostatae zum Beckenboden hin (Abb. 3.8). Beide Bereiche sind am besten im SS darzustellen. Die kraniale echoarme Figur korreliert mit Muskulatur des Detrusors und des Sphincter internus, der apikale Rhombus dagegen mit bulbomembranösen Anschnitten. Nicht selten stellt sich – bei jüngeren Patienten besser als bei älteren – an der dorsolateralen Konvexität der Prostata im TS die echoarme Struktur des neurovaskulären Bündels (NVB) dar, das in den Prostatarand eingebettet ist (Abb. 3.7). Häufiger und auffälliger sind im ventralen kapselnahen Bereich echolose größere Aussparungen zu sehen, die häufig von Fett umgeben sind. Sie entsprechen sehr exakt den Venen des Plexus Santorini (Abb. 3.4).

Lateral der gesamten Prostatafigur kann man manchmal die Muskellogen des M. levator ani und prostatae als echoärmere Kompartimente darstellen.

Nach dorsokranial schließen sich an die Prostata, von ihr und der Harnblase durch dicht echogenes Fett getrennt, die Samenblasen an. Sie sind zu Beginn der Untersuchung zuverlässige Orientierungspunkte an der Prostatabasis: Ihre markante zigarrenartige Form im TS und ihre keulenartige Form im SS zeigen sich stets an typischer Stelle (Abb. 3.12). Diagnostische Bedeutung wird im SS der Art ihres Übergangs zur Prostata beigemessen, der normalerweise konvexbogig sein sollte mit einem echodichten (Fett-)Zwickel an der unmittelbaren Anschlußstelle an die Prostata. Änderungen dieser Kontur und des Zwickels erlauben Rückschlüsse auf eine Miteinbeziehung der Samenblase bei Prostataerkrankungen, z.B. Karzinominfiltrationen. Die Echostruktur der Samenblasen stellt sich regelhaft flauer, also echoärmer dar als die angrenzende CZ oder PZ der Prostata. Ventromedial der Samenblasen kann ein Samenleiter als zarte, rundliche oder längliche Struktur angeschnitten sein, besonders wenn eine, wodurch auch immer bedingte, *Ektasie vorliegt.*

Insgesamt ist die Sonoanatomie der Prostata recht einheitlich, übersichtlich und stets gut reproduzierbar. Der Grund dafür ist die Lage einer hochauflösenden Sonde unmittelbar „vor Ort", also unabhängig von sonstigen körperlichen Varianten (Gewicht, Größe, Hydrierung etc.) des Patienten, wodurch stets vergleichbare, gute Untersuchungsbedingungen gegeben sind.

Unter derart günstigen Voraussetzungen bieten sich Verlaufskontrollen über längere Zeit an, die auch im Zusammenhang mit der sog. PSA-Velocity Bedeutung haben. Auch aus anderen klinischen Gründen besteht Bedarf, das Prostata- oder Adenomvolumen nicht nur grob durch die Palpation eines erfahrenen Untersuchers zu schätzen, sondern auch möglichst exakt objektiv zu messen – etwa zur Beurteilung einer Behandlungsart (Laserablation, TUR oder Ektomie eines Adenoms) oder einer medikamentös-therapeutischen Wirkung (Finasteride, Phytopharmaka u.a.). So sind im Laufe der Zeit mehr als 15 verschiedene Meßmethoden beschrieben worden (Terris u. Stamey 1991).

Die Abmessung der Prostatagrenzen bei suprapubischer Applikation und die Berechnung des Volumens nach der Ellipsoidformel sind verständlicherweise ungenau und mit einer Fehlerquote von mindestens 15% belastet (Fehr u. Krönagel 1990).

Die planimetrische Volumetrie in Einzelschritten von 0,25 oder 0,5 cm von der Basis bis zur Apex im TS-Bild liefert die genauesten Werte, vorausgesetzt, die Grenzkonturen sind überall ganz eindeutig. Dann liegen die Abweichungen zu Operationspräparaten bei etwa 5%. Allerdings handelt es sich um eine zeitaufwendige, den Patienten also länger belästigende und den Arzt ermüdende Untersuchung.

R. G. Aarnink (1995) berichtet von einer Untersuchung mit einem computergestützten System auf Planimetriebasis, das sehr viel schneller arbeitet – aber eben einen erheblichen apparativen Aufwand erfordert.

Wohl nicht für wissenschaftliche Studien, sicher aber für den klinischen Alltag haben sich die transrektalen Grenzbestimmungen und die Anwendung der Ellipsoidformel als ausreichend erwiesen und bewährt. Dabei werden die größten Durchmesser der Diameter transversal, longitudinal und anterior-posterior bestimmt und mit dem Faktor 0,52 multipliziert: 0,52·(Breite·Länge·Höhe). Noch einfacher und genauso ausreichend ist nach Untersuchungen von Wolf (1995) die sphärische Formel nach Terris: $V = (Breite \times Breite \times Höhe) \times \pi/6$, die also nur 2 Messungen erfordert. $\pi/6$ sind 0,513.

Da das spezifische Gewicht der Prostata mit etwa 1 g/ml angenommen werden kann, entspricht der Wert der Multiplikation dem Prostata- oder Adenomvolumen und -gewicht – je nach Fragestellung. In vielen Ultraschallgeräten ist diese Formel in der Software hinterlegt, so daß die Volumenbestimmung rasch durchführbar ist und zum Untersuchungsbefund des TRUS gehört. Daraus läßt sich schnell die PSA-Dichte (PSAD) in ng/ml und bei Verlaufskontrollen auch die PSA-Velocity (PSAV) einfach errechnen. Vor allem bei immer gleichem Untersucher sind solche Messungen durchaus zuverlässig und exakt.

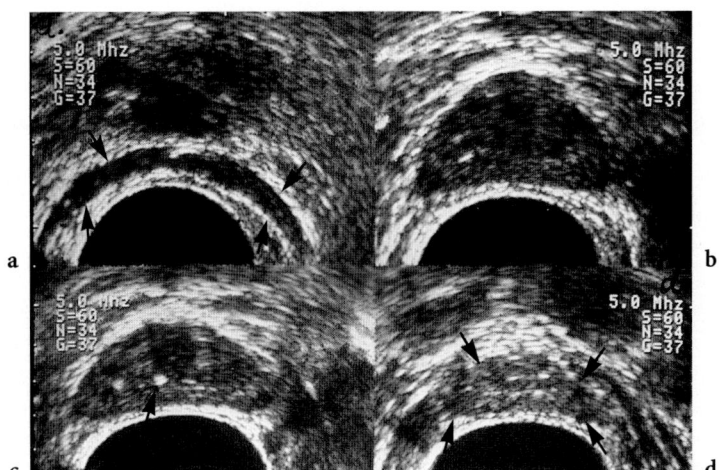

Abb. 3.1 a–d. TRUS mit 5-MHz-SK und Wasservorlaufstrecke; mit diesem Verfahren (bis 1989) waren nur Transversalschnitte (TS) möglich. **a** Zigarrenartige Darstellung beider Samenblasen mit typischer echodichter Fettschicht zu Blase und Rektum hin (*Pfeile*). **b** Basisnaher TS. Abgrenzbare Prostata mit etwas weicherer Struktur der Binnendrüse gegenüber der etwas echodichteren äußeren Drüse. **c** Im Mittelteil der Prostata zeigen kleine Corpora amylacea (*Pfeil*) die Grenze zur chirurgischen Kapsel an. **d** Kompakte, echodichte Struktur im Bereich der Apex prostatae (*Pfeile*). Eine wirklich zonale Darstellung gelingt erst mit 7,5-MHz-Schallköpfen

KAPITEL 3 Die Sonoanatomie von Prostata und Samenblasen im transrektalen Schnittbild

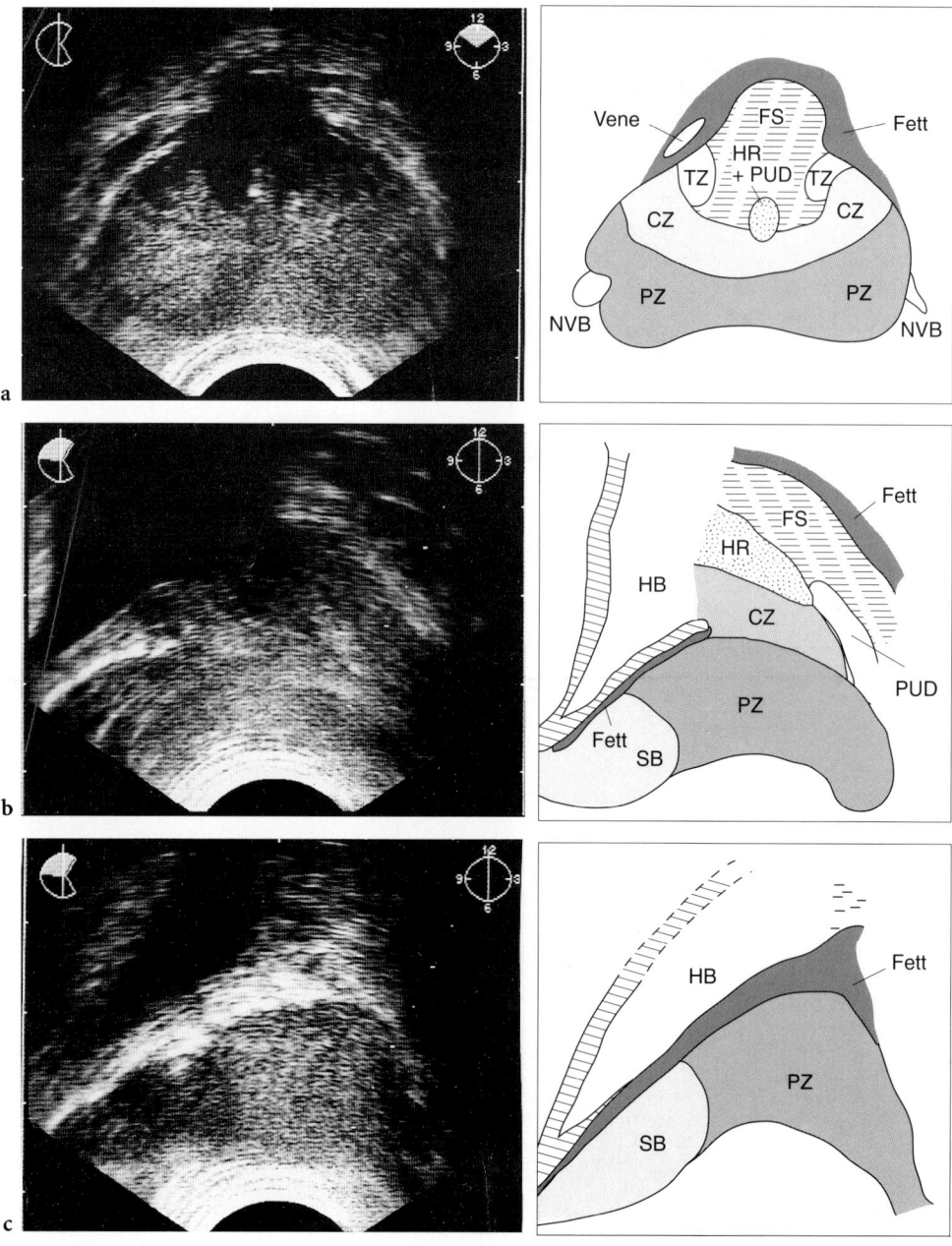

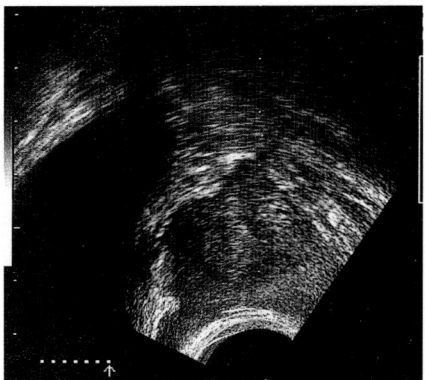
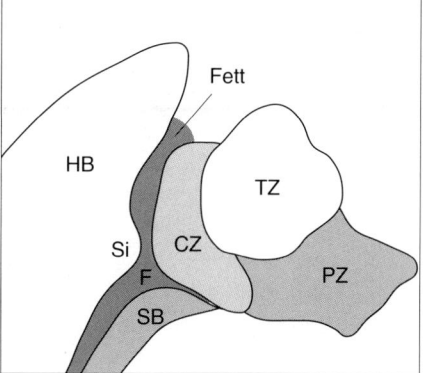

Abb. 3.3. SS, paramedian. Die zonale Anatomie ist gut nachvollziehbar: Die leicht gefüllte Harnblase (*HB*) läßt im Anschnitt die Sphincter-internus-Region (*Si*) erkennen. Homogener Übergang der CZ zur PZ und zur Samenblase (*SB*); Fett (*F*) zwischen CZ und Blase bzw. Samenblase. Schon deutlich ausgebildete TZ

←

Abb. 3.2 a–c. 22jähriger Patient mit leichtem Prostatismus. **a** TS. Die Prostata wird ventrolateral von einer echodichten Struktur umgeben, entsprechend dem Fett (*F*) auf der endopelvinen Faszie. Dorsolateral rechts deutlich, links andeutungsweise das neurovaskuläre Bündel (*NV*). Mit feiner, schüsselartiger Linie grenzt sich die breite PZ gegen die viel schmalere CZ ab. In der Mitte der CZ separiert sich die Harnröhre (*HR*) mit periurethralem Gewebe. Ventro-lateral der CZ deutet sich die in diesem Alter noch kleine TZ etwas echoärmer an. Der große, fast echolose Bereich medioventral wird von dem fibromuskulären Stroma (*FS*) eingenommen. **b** SS, median. Die etwas echodichtere CZ wird dorsal von der PZ und ventral vom fibromuskulären Stroma (*FS*) umgeben. Die CZ nimmt proximal die prostatische HR sehr echoarm wegen der hier reichlich vorhandenen Muskulatur auf. Die HR läßt sich als zarter Streifen weiter nach kaudal verfolgen, ventral davon paraurethrale Drüsen (*PUD*). Das Strukturmuster der PZ wirkt zarter und inhomogener als das der CZ, besonders zur Samenblase (*SB*) hin. Typisch für den Normalbefund ist der echodichte Fettstreifen zwischen PZ und SB zur Harnblase (*B*) hin. **c** Im lateralen SS wird die sonst kegelförmige Prostata eher rundlicher. Die PZ wirkt hier aufgelockerter. Nach kranial schließt sich eine prall-elastisch, fast kolbig aufgetriebene SB an, auch hier durch dichtes Fett von der Harnblase (*B*) getrennt

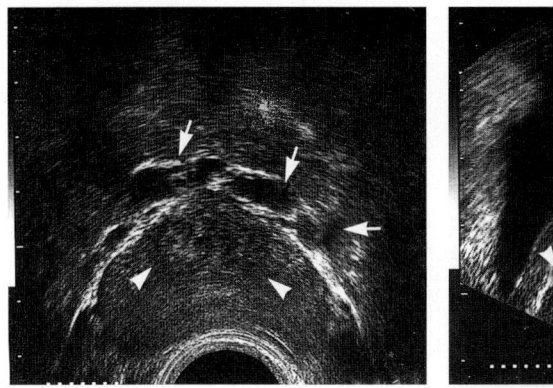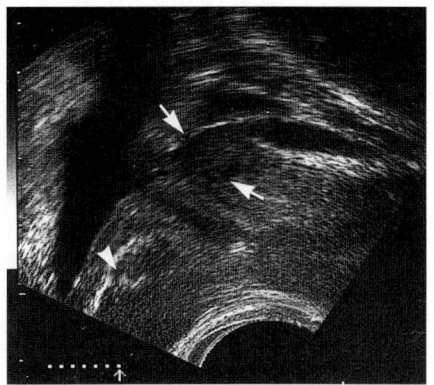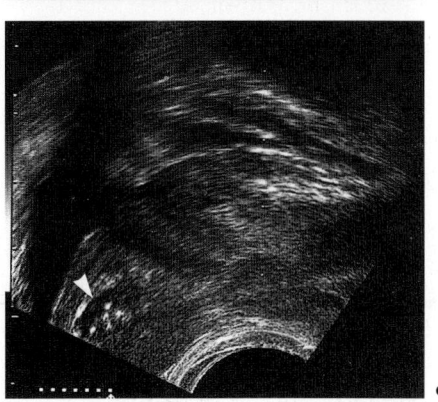

Abb. 3.4 a–c. 40jähriger Patient mit leichtem Prostatismus ohne objektiven Befund. **a** TS, basisnah. Auffällig sind starke Venektasien des Plexus Santorini (*Pfeile*), echodichtes Fett über der anatomischen Prostatakapsel. Die Grenze zwischen PZ und TZ durch echoärmere Separation (*Pfeilköpfe*) angedeutet erkennbar. **b** SS, median. Die ganze prostatische HR bis zum Colliculus ist dargestellt. Ventral der CZ, in die die HR geradezu eingelassen erscheint, findet sich FS (*Pfeile*). An der Grenze CZ/PZ erkennt man ein Nest mit C. am. (*Pfeilspitze*). **c** Im paramedianen SS sind die C. am. noch deutlicher erkennbar (*Pfeilspitze*)

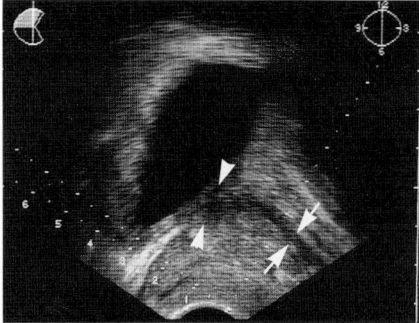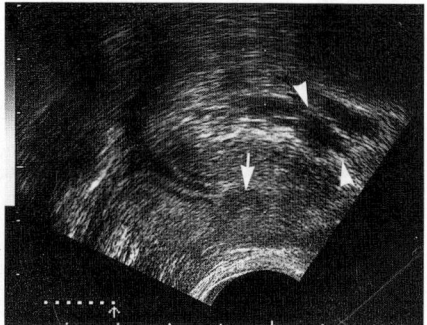

Abb. 3.5. SS, Blasenauslaß und proximaler Anteil der prostatischen HR (*Pfeile*). Die Sphincter-internus-Region stellt sich deutlich echoärmer dar (*Pfeilspitzen*)

Abb. 3.6. SS, ähnlicher Befund wie in Abb. 3.5. Trichterförmiger Blasenauslaß mit anschließender prostatischer HR, die auf den großen echoarmen Colliculus (*Pfeil*) zuläuft. Die Blase des 20jährigen Patienten ist völlig entleert. Ventral des Kapselfettes Anschnitte großer Venenkaliber des Plexus Santorini (*Pfeilspitzen*)

Bildteil

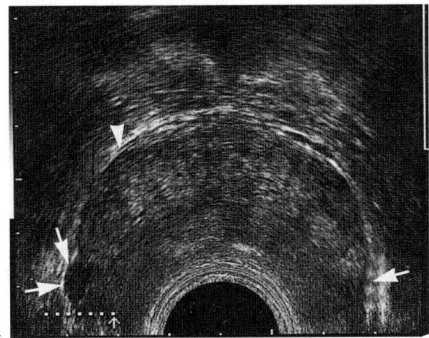 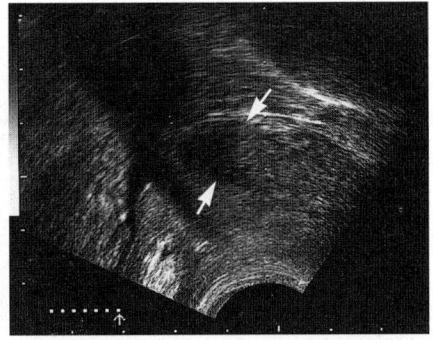

Abb. 3.7 a, b. 55jähriger Patient mit leichter Obstruktion. Palpation: Unverdächtige mittelgroße, rundliche, glatt konturierte Prostata. **a** Im TS erkennt man das rechte NV (*Pfeil*) sehr gut extrakapsulär, aber unter dem Kapselfett gelegen, das linke angedeutet in ähnlicher Weise (*Pfeil*). Die anatomische Prostatakapsel (*Pfeilspitze*) ist echoarm, peripher davon zarte Fettgewebsschicht, kaum Venenanschnitte des Plexus Santorini. **b** Im SS ist die Blase bis auf einen kleinen Spalt entleert, die prostatische HR wirkt breit, etwas starr, in die CZ eingelassen. Ventral davon echoarmes, fibromuskuläres Gewebe (*Pfeile*). Die zonale Aufteilung der Struktur wird in diesen Schnittebenen nur andeutungsweise sichtbar

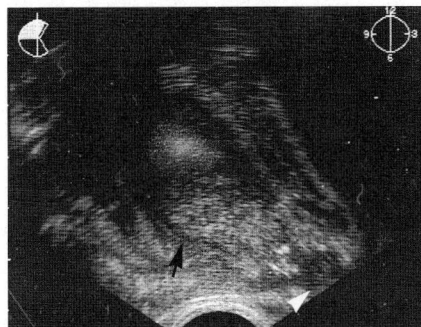 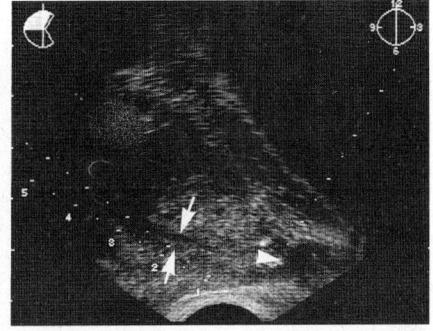

Abb. 3.8 a, b. SS. Darstellung des Ductus ejaculatorius (*Pfeile*) und der echoarmen Struktur an und um die Apex prostatae (*Pfeilspitzen*). In beiden Schnittebenen läßt sich der feine Kanal des Ductus ejaculatorius auf den Colliculus zu verfolgen. Distal davon kommt, etwas kaudal, der Apex prostatae die trapezartige echoarme Figur zur Darstellung, die einem bulbomembranösen Anschnitt entspricht. Eine nicht seltene, extrakapsuläre Ausbreitung von Tumoren und Abszessen in dieser Region erscheint plausibel, weil die begrenzende Kapsel hier kaum ausgebildet ist

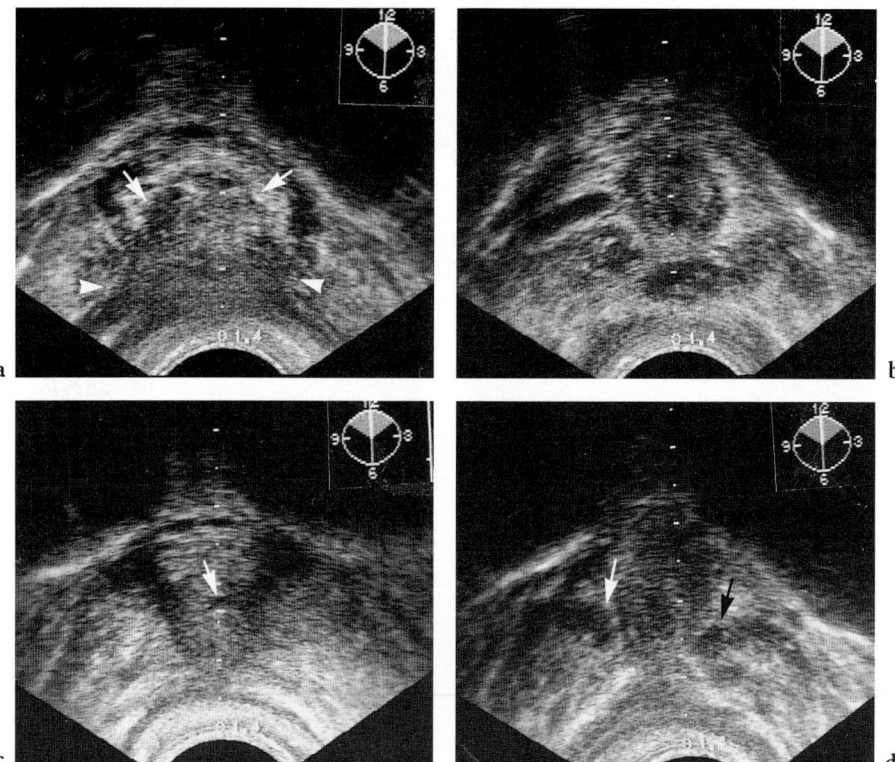

Abb. 3.9 a–d. TS durch die Apex prostatae (**a**) und die bulbomembranöse (**b**) bzw. bulbokavernöse (**c, d**) Ebene. **a** In der Apex findet sich ventral noch ein Anteil der TZ (*Pfeile*), an der echodichteren inhomogeneren Struktur erkennbar. Dorsal davon die etwas feiner granulierte, aber unregelmäßig konturierte PZ (*Pfeilspitzen*). **b** Anschnitte der bulbomembranösen Region distal der Apex; weiterhin angeschnittene Muskellogen des Diaphragma urogenitale. **c, d** Noch weiter distal kommen Anschnitte der bulbospongiösen Region und seitlich die Cowperschen Drüsen (*Pfeile*) zur Darstellung. In **c** kann das HR-Lumen ausgemacht werden (*Pfeil*)

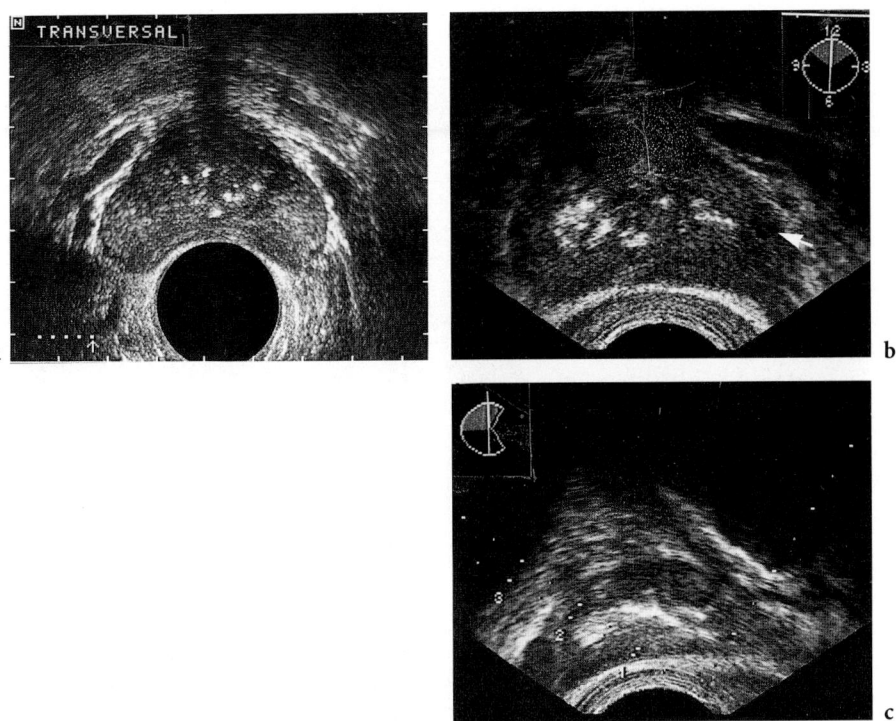

Abb. 3.10 a–c. Corpora amylaceae (C. am.). Der Übergang von zarten C. am. zu echten Kalzifikationen – erkennbar am Auslöschungsphänomen – ist fließend. **a** Verstreut liegende zarte C. am., die keinen wirklichen Schlagschatten bedingen. Außerhalb der Fett-Faszien-Schicht Logenanschnitte der Levatormuskular. **b** Die palpatorisch derbe Induration im rechten Lappen entspricht bei völlig unauffälliger PZ einem Konglomerat von C. am., was hier durchtastbar ist. Im linken Anteil der PZ drängt sich das NV-Bündel (*Pfeil*) in die Prostatastruktur hinein, ist aber völlig abgegrenzt. **c** Der gleiche Befund im paramedianen SS. Das C. am.-Konglomerat hat sich longitudinal stiftförmig entwickelt. Ein echter Schlagschatten auch hier nicht erkennbar

24 KAPITEL 3 Die Sonoanatomie von Prostata und Samenblasen im transrektalen Schnittbild

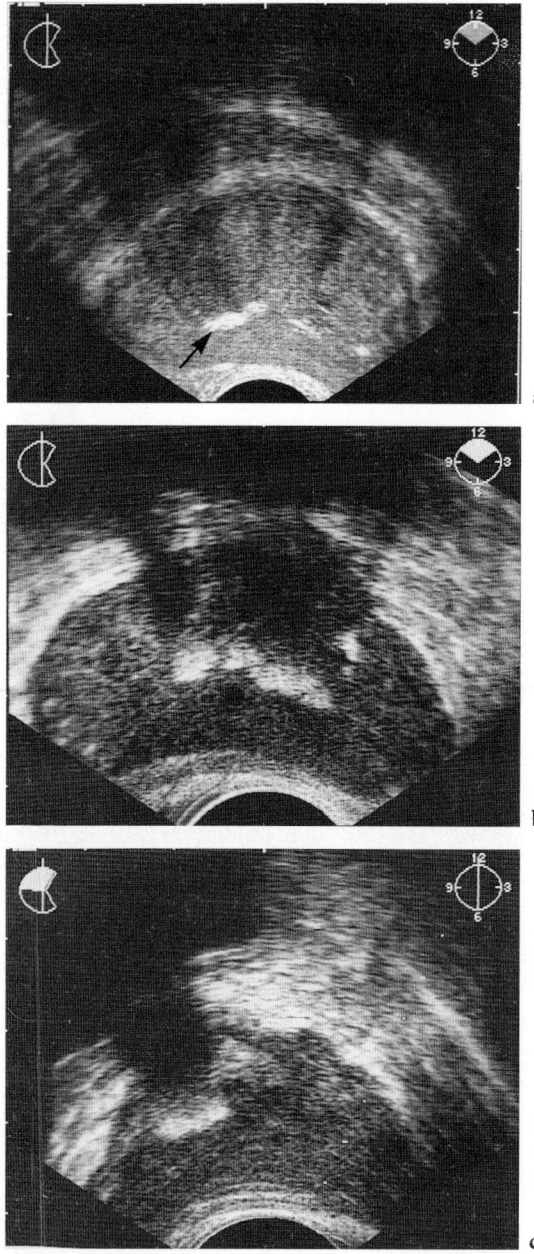

Abb. 3.11 a–d. Corpora amylacea und echte Gewebskalzifikation. **a** Typische Lokalisation von C. am. rechts an der Grenze von PZ zur TZ (*Pfeil*), wodurch ventral davon die Echointensität im Vergleich zur linken Seite stark reduziert wird. Ganz homogene, feingranulierte PZ im Vergleich zur gröberen TZ. **b–d** Sehr kompakte Kalkformationen (*Pfeile*) mit noch stärkerer ventraler Auslöschung, auch im paramedianen SS (**c**). Weiter nach lateral allerdings vermindert sich die Kalkdichte und somit auch die Schattenbildung (**d**)

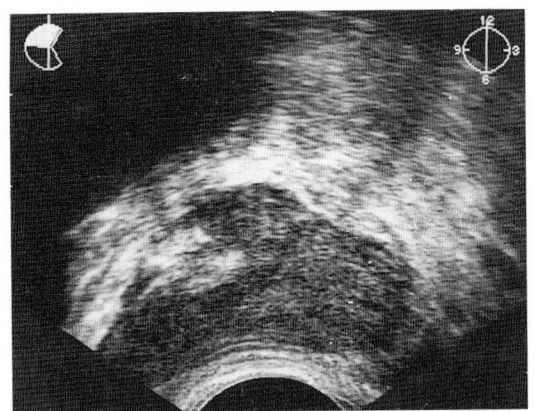

Abb. 3.11 (*Forts.*)

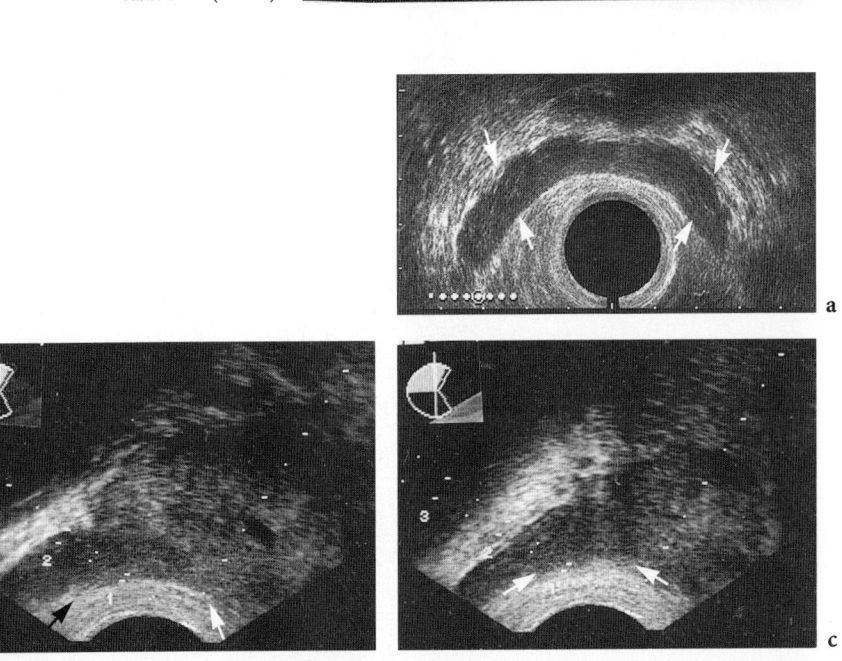

Abb. 3.12 a–c. a TS proximal der Prostatabasis, der beide Samenblasen erfaßt. Die SB (*Pfeile*) wirken in dieser Ebene symmetrisch, beidseits nicht gestaut und homogen strukturiert. Nur mäßig ausgebildetes Fett umgibt die Samenblasen zum Rektum und zur Blase hin. **b, c** Normale rechte (**b**) und linke (**c**) Samenblase im paramedianen SS, wo der angeschnittene Prostateil eher rundlich konfiguriert ist. Der Samenblasen-Prostata-Winkel stellt sich konvexbogig (*Pfeile*) dar; die Fettinterposition zum Rektum und zur Harnblase verläuft beidseits regelrecht

KAPITEL 4

Das transrektale Schnittbild der Prostata bei Entzündungen

4.1 Allgemeines

Erst durch die Sonographie – speziell in transrektaler Applikation – ist es möglich geworden, eine Entzündung der Prostata bildgebend darzustellen. Vorher beschränkte sich die Feststellung dieser gar nicht seltenen Erkrankung auf klinische Merkmale und vor allem auf die mikrobiologische Diagnose aus der Drei-Gläser-Probe bzw. dem Prostataexprimat. Ist ein Bakteriennachweis nicht oder nicht sicher zu führen, kann auch eine nichtbakterielle Genese zugrundeliegen. Verursacher der abakteriellen Prostatitis können Mykoplasmen, Chlamydien und andere Einzeller sein. Schließlich kommen auch ganz andere Noxen (chemische, toxische, physikalische u. a.) in Betracht. Manchmal gar mag die Prostatitis eine Verlegenheitsdiagnose sein.

Bei diesen Vorbedingungen kann die Bildgebung verständlicherweise wertvoll für eine objektive Diagnostik sein. Leider gibt es aber auch im TRUS keine spezifischen, sondern lediglich eine große Zahl unspezifischer *Entzündungszeichen*, so daß jeweils eine sorgfältige Differentialdiagnose in Kenntnis der Klinik des Patienten notwendig ist.

Erstreckt sich – in unterschiedlichem Ausmaß – bei akutem wie bei chronischem Verlauf die Entzündung auch auf die Samenblasen und ggf. die Samenleiter, so handelt es sich um eine Prostatovesikulitis. Man wird entsprechende Veränderungen der Samenblasen und Samenleiter finden, wobei es bildlich jedoch manchmal kaum möglich ist, zwischen Normvarianz, Entzündungsfolge oder einer anderen Ursache zu unterscheiden.

4.2 Akute Entzündungen

4.2.1 Die akute Prostatitis

Die akute Prostatitis (aP) ist ein hochakutes, schweres Krankheitsbild, vor allem des jüngeren und mittelalterigen Mannes. Schmerzen im Damm (Kloßgefühl), Dysurie und Fieber sind die Hauptsymptome. Die Palpation kann höchst schmerzhaft sein. Wenn sie überhaupt möglich ist, tastet man eine runde, prallgespannte, teigig-ödematöse, schmerzhafte Prostata. Meist entleert sich schon während der Palpation Sekret aus der Harnröhre.

Entsprechend ist die TPS – wenn sie überhaupt möglich ist – äußerst vorsichtig durchzuführen. Man findet im typischen Fall eine flüssigkeitsreiche, schalldurchlässige Drüse mit verbreiterter, aufgelockerter PZ und unscharfer, gerundeter Kontur mit ggf. weitgestellten NV-Bündeln als Zeichen einer starken Hyperämie. Andererseits können größere und kleinere echoarme Bezirke, auch konfluierend, vorliegen. Diese sind bei typischer Klinik des Patienten nicht schwierig zu interpretieren, es sei denn, die Symptomatik ist eher gering und der mikrobiologische Befund negativ.

4.2.2
Die fokale Prostatitis

Solche echoarmen Herde sind typisch für die fokale Prostatitis; sie sind in der PZ ebenso lokalisiert wie in der TZ, haben also keine bevorzugte Lokalisation. Allein ihre mögliche Vielzahl kann sie vom sonographisch ähnlichen Bildes des Prostatakarzinoms (PC) unterscheiden – was aber im Einzelfall nie eindeutig ist. Das differentialdiagnostische Dilemma wird dadurch noch größer, daß nicht nur das PC, sondern auch fokale Entzündungen erhöhte PSA-Werte bedingen können, gerade in dem unsicheren Bereich zwischen 4 und 15 ng/ml.

Da sich der sonographische Befund über längere Zeit nicht oder nur kaum verändern muß, ist die gezielte Biopsie die einzige Möglichkeit, diese Herdsetzungen sicher zu diagnostizieren.

Auch wenn man bei der TPS solche Läsionen feststellt und aufgrund leicht bis mäßig erhöhter PSA-Werte zum Ausschluß eines PC punktiert, ergibt die histologische Untersuchung gar nicht selten eine unspezifische fokale Entzündung, die manchmal sogar als floride bezeichnet wird. Diese Tatsache besagt, daß derart fokale Entzündungen für den Patienten durchaus asymptomatisch verlaufen oder daß solche Patienten eher unsensibel sein mögen. Die TPS induziert hier also eine Biopsie, zu der es ohne Bildgebung häufig nicht kommen würde.

4.2.3
Der Prostataabszeß

Um eine Sonderform der akuten entzündlichen Veränderung handelt es sich beim Prostataabszeß. Die Klinik des Patienten ähnelt der der akuten Prostatitis; lediglich hohes Fieber ist eher seltener, die lokale Beeinträchtigung dagegen eher noch stärker.

Kann eine TPS durchgeführt werden – evtl. in Sedation –, ist der Befund eindrucksvoll: Mit keinem anderen Verfahren ist die Diagnose so sicher und schnell zu stellen. Man findet eine lokalisierte, liquide Aussparung, die unterschiedlich groß sein kann und im typischen Fall in den Randbereichen zu einer fingerartigen Ausbreitung tendiert.

Eine elegante Behandlungsmethode in Lokalanästhesie ist die ultraschallgezielte perineale Biopsie, Dilatation und Drainage solcher Abszesse, wobei die Höhle im Verlauf gespült oder auch erregerspezifisch mit Antibiotika instilliert werden kann. Natürlich kommt auch die TUR des betroffenen Lappens mit Herstellung einer breiten Verbindung zur prostatischen Harnröhre als kausale Behandlungsmethode in Betracht, allerdings nicht in Lokalanästhesie.

4.3
Chronische Entzündungen

4.3.1
Die chronische unspezifische Prostatitis

Die chronische Entzündung der Prostata kann hohe Anforderungen an die Geduld sowohl des Patienten als auch des Arztes stellen, weil ein schneller Behandlungserfolg weder operativ noch konservativ möglich ist. Eine Vielzahl von Faktoren kann intermittierend immer wieder zu Exazerbationen führen, so den Patienten geradezu stigmatisieren und den Arzt schließlich halbherzig oder gar ratlos erscheinen lassen. In vielen solcher Fälle aber zeigt sich im TRUS ein Substrat: Wenn die entzündliche Destruktion nicht „abgeräumt" werden kann, verbleibt dystrophes Gewebe, das narbig wird und schließlich kalzifizieren kann. Man findet disseminiert kalkspritzerartige Formationen unterschiedlicher Dichte und Lokalisation. Dadurch unterscheiden sich diese Veränderungen von Corpora-amylacea-Konglomeraten, die überwiegend linienartig an der PZ-TZ-Grenze liegen und asymptomatisch sind. Ein solches Substrat der chronischen Prostatitis läßt durchaus eine *Inkorporation* von Bakterien möglich erscheinen, wodurch die Schwierigkeit und Langwierigkeit einer Behandlung plausibel wird, ebenso die fast unmöglich erscheinende Eradikation, etwa durch eine TUR. Manchmal läßt sich randständig solcher gewebsdystropher Bereiche eine aktive Progredienz der Entzündung in Form von echoarmen, also mehr akut entzündlichen Herden, nachweisen. Ob eine ultraschallgezielt lokalisierte, längerfristige Antibiotikaapplikation erfolgreich sein kann, wird kontrovers diskutiert. Eine Objektivierung dieser Maßnahme wird kaum je möglich sein können.

Nicht selten sind auch in chronisch entzündliche Prozesse der Prostata die Samenblasen und die Samenleiter einbezogen; so kann z.B. eine Epididymitis von hier kanalikulär ihren Ausgang nehmen. Narbige Veränderungen im Bereich der Ductuli ejaculatorii, die sich sonographisch durch längliche oder zystisch-rundliche Auftreibungen der Samenleiter anzeigen können, haben zusätzlich große Bedeutung in der Fertilitätsfrage.

4.3.2
Die granulomatöse Prostatitis

Um eine Sonderform der chronischen handelt es sich bei der granulomatösen Prostatitis. Sie ist ausschließlich histologisch diagnostizierbar; sonographisch hat sie kein einheitliches spezifisches Korrelat. Die Varianz reicht von einer echoarmen Läsion in der PZ über Veränderungen in der gesamten PZ bis hin zu Auftreibungen eines oder beider Lappen, in denen dann alle Schattierungen von Echoqualitäten repräsentiert sein können. Da sehr häufig der PSA-Wert erhöht ist und der Tastbefund ebenfalls suspekt sein kann, ist die wichtigste differentialdiagnostische Erwägung stets das Prostatakarzinom. Deswegen ist die Biopsie – herdgezielt, fächer- oder doppelreihenartig durchgeführt – die einzige verläßliche diagnostische Maßnahme, auch für den Fall einer Koinzidenz von granulomatöser Prostatitis und Prostatakarzinom.

Auch wenn es also für das transrektal sonographische Schnittbild der Prostata keine spezifischen Entzündungskriterien gibt, so ist dieses Verfahren dennoch die einzige objektive Methode der Bildgebung einer Entzündung in diesem Organ, die jederzeit und überall zur Verfügung steht. Behandlungsergebnisse können im Verlauf leicht kontrolliert werden, und im Zweifelsfall kann die herdgezielte Biopsie eine sichere Klärung herbeiführen.

Letztlich mag es für stigmatisierte Patienten wertvoll sein zu wissen, daß ein völlig normales transrektales Schnittbild eine ernsthafte Entzündung der Prostata mit ziemlicher Sicherheit ausschließt.

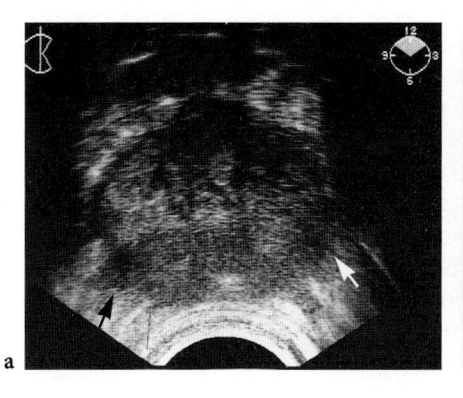

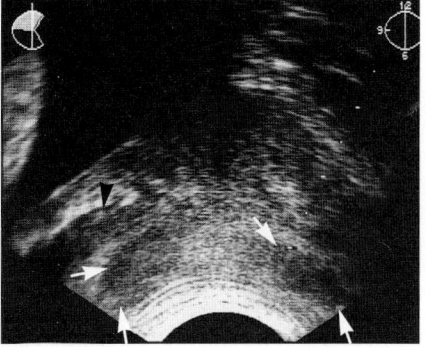

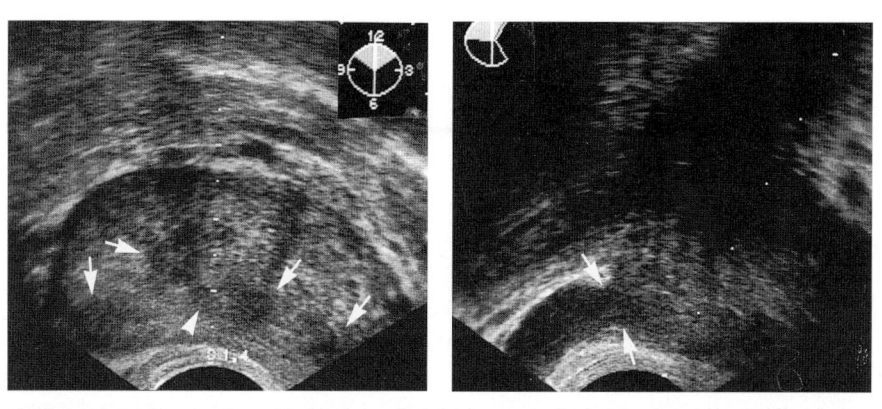

Abb. 4.2 a, b. Mehrere echoarme Läsionen (*Pfeile*) in PZ und TZ im TS (**a**) mit Neigung zum Konfluieren (*Pfeilspitze*). Im SS (**b**) ist die Samenblase herangezogen (Adhäsionszeichen), aber der konvexe Bogen und die Fettinterpositionen erscheinen normal. Klinik: Prostatitissymptomatik, kein Tastbefund, aber erhöhter PSA-Wert. Histologie mehrerer Biopsien: unspezifische Entzündung

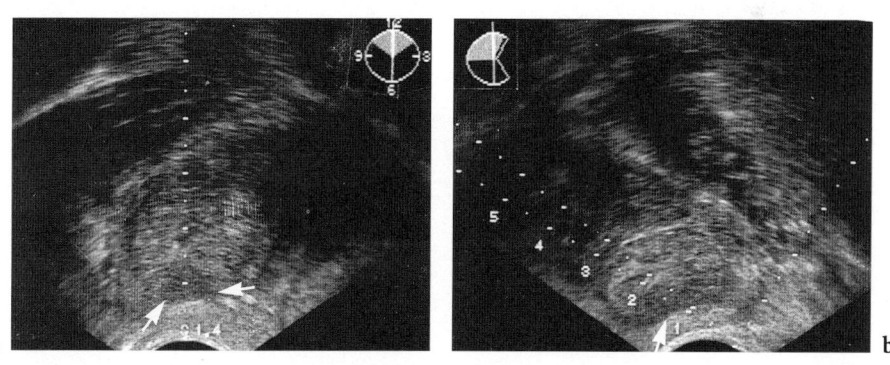

Abb. 4.3 a, b. Die echoarme Läsion als klassisches Kriterium des Prostatakarzinoms kann genauso Ausdruck einer fokalen Entzündung sein. Die Differentialdiagnose ist schwierig, wenn keine subjektive Symptomatik, sondern nur ein erhöhter PSA-Wert vorliegt. Der Herd im Apexbereich der Prostata (**a**, *Pfeile*) muß deswegen punktiert werden (**b**). Histologie: floride Entzündung

←

Abb. 4.1 a, b. Akute Prostatitissymptomatik bei 22jährigem Patienten. **a** TS: Die Grenzen der großen, eher rundlichen Prostata sind unscharf, fast verwaschen. Das Binnenstrukturmuster ist aufgelockert, und infolge vermehrten Flüssigkeitsgehaltes (entzündliches Ödem) vermehrt sonoluzent. Beachte auch die verbreiterten Bereiche der NV-Bündel (*Pfeile*). **b** Im SS zeigt die breite PZ grobfleckige Areale (*Pfeile*) zur Samenblase (*Pfeilspitze*) und zur Apex hin. Die CZ wirkt aufgelockert und flüssigkeitsreich. Die sonographischen Kriterien sind nicht entzündungsspezifisch, passen aber zur klinischen Symptomatik

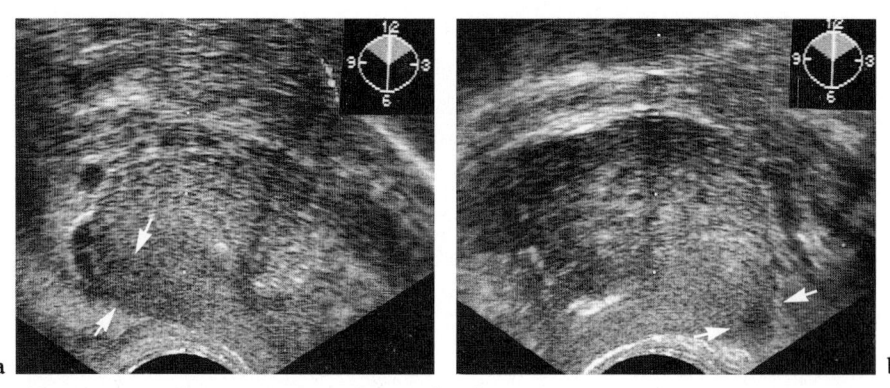

Abb. 4.4 a, b. Auffällige Verwaschenheit und Inhomogenität der randständigen Struktur (*Pfeile*) rechts (**a**) mediodorsal des NV-Bündels und links (**b**) bei Prostatitissymptomatik und deutlicher PSA-Erhöhung. Histologie aus beiden Bereichen: fibromuskuläre Hyperplasie

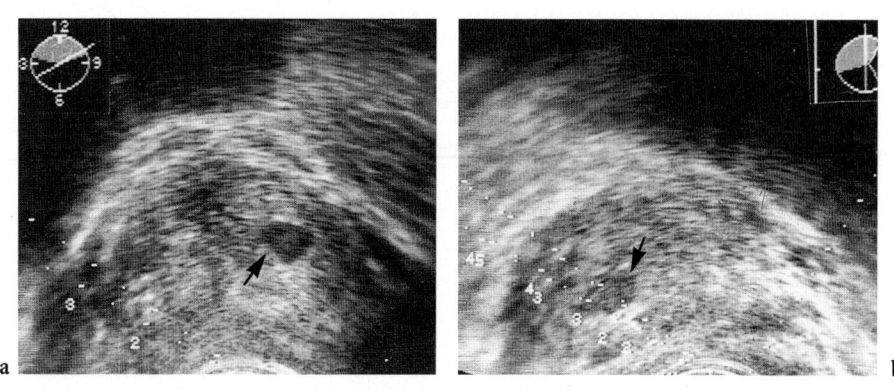

Abb. 4.5 a, b. Deutlicher Herd (*Pfeile*) mitten in der TZ des linken Lappens bei mäßiger PSA-Erhöhung ohne Symptomatik oder Palpationsbefund. Histologie der Biopsie (**b**): akute Entzündungszeichen, keine Malignität

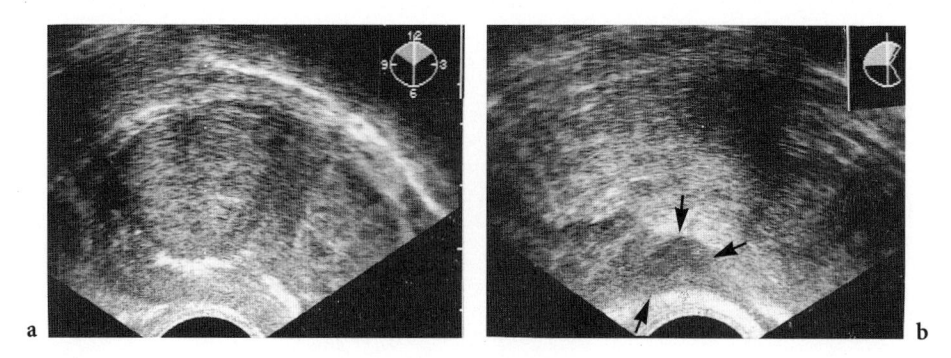

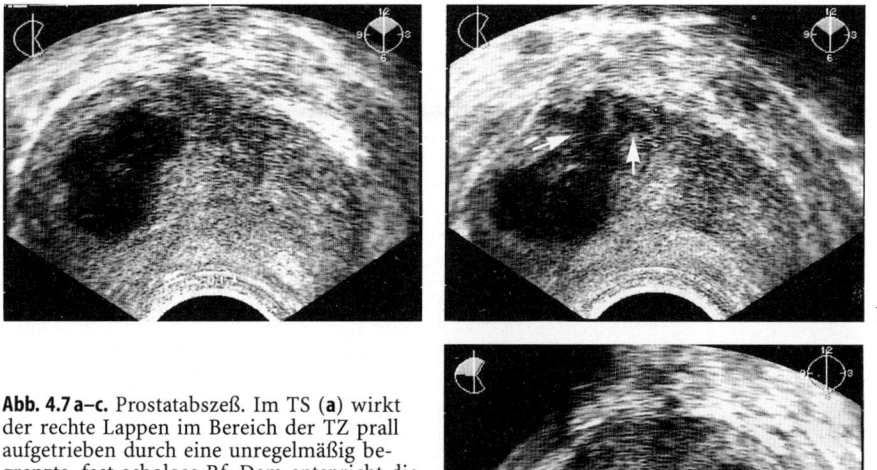

Abb. 4.7 a–c. Prostatabszeß. Im TS (**a**) wirkt der rechte Lappen im Bereich der TZ prall aufgetrieben durch eine unregelmäßig begrenzte, fast echolose Rf. Dem entspricht die schmerzhafte Palpation. In einem TS weiter zur Prostatamitte hin (**b**) wird das fingerartige Expandieren der Rf (*Pfeil*) deutlich. Der Befund wird im SS (**c**) bestätigt, wobei eine Abflußbehinderung der SB (*Pfeile*) möglich erscheint. Die Behandlung erfolgte durch TUR, aber auch eine perineale Drainage wäre möglich

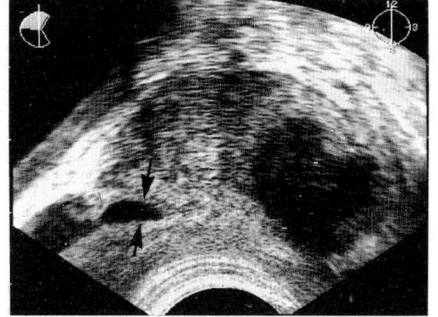

Abb. 4.6 a, b. Fokale Prostatitis. Im TS (**a**) erscheint die rechte PZ nach lateral inhomogen. Im SS (**b**) dagegen deutliche unregelmäßig begrenzte Läsion (*Pfeile*). Wegen konstanter PSA-Erhöhung (9,5/9,8 ng/ml über 3 Monate) Biopsie. Histologie: fokale Prostatitis

4.8

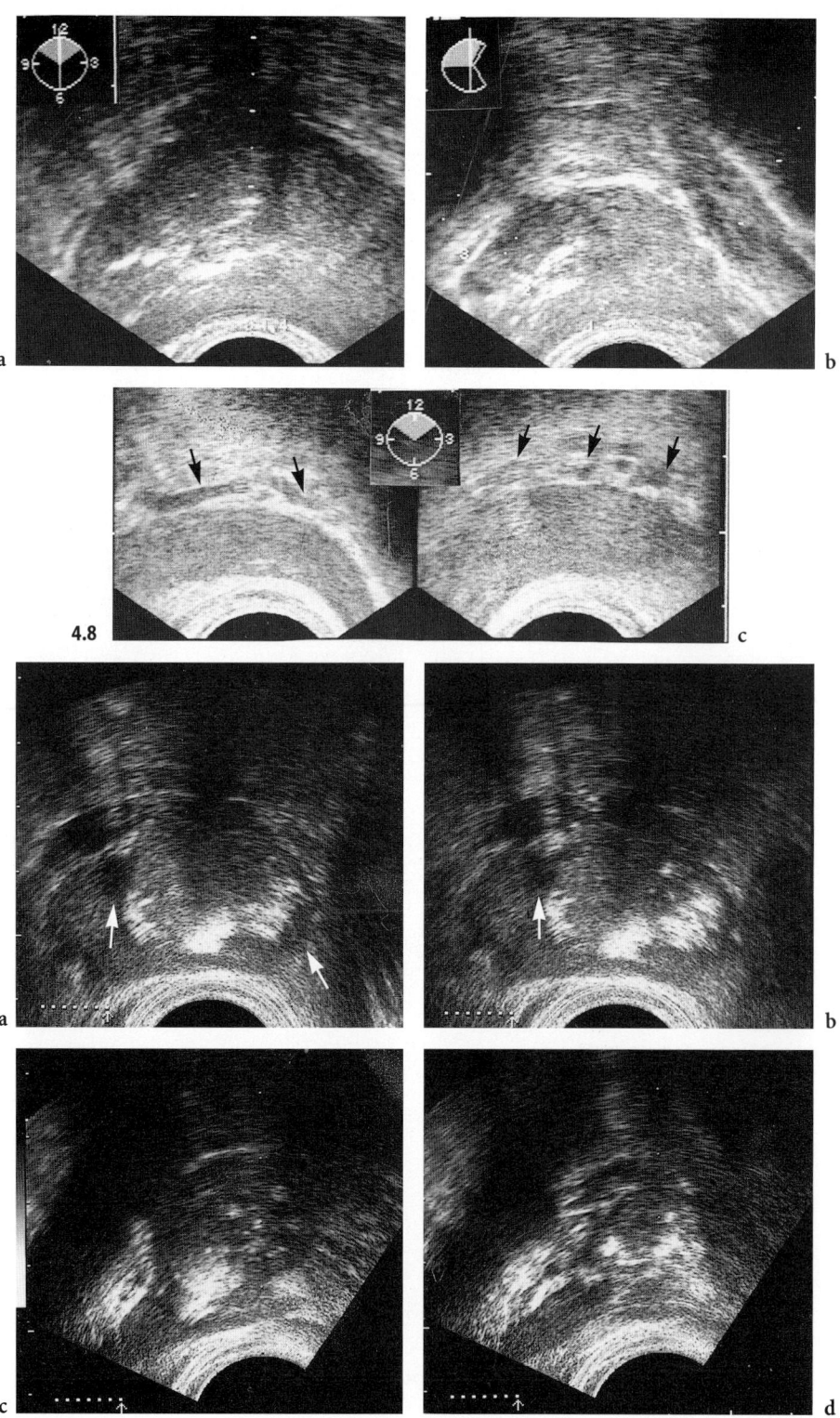

4.9

Abb. 4.8. a, b Chronische Prostatitis. Ungeregelt verstreut liegende dichte Echoformationen ohne Auslöschung im TS (**a**) und im SS (**b**). Klinik: langjährige chronische Prostatitis mit intermittierenden Exazerbationen. Keine sonographischen Malignitätskriterien. Verdacht auf dystrophes Gewebe mit teilweiser Kalzifizierung. Objektive Bildgebung einer chronischen Prostatovesikulitis. **c, d** Patient von **a, b**. Beidseits etwas erweiterte Samenleiteranschnitte (*Pfeile*) medial von aufgetriebenen echoreichen Samenblasen. Solche Befunde haben auch in der Fertilitätsdiagnostik erhebliche Bedeutung

Abb. 4.10. Granulomatöse Prostatitis. Die echoarme Läsion (*Pfeile*) in der PZ des rechten Lappens könnte durchaus einem Karzinom entsprechen bei aber nur geringer PSA-Erhöhung (7,4 ng/ml). Histologische Diagnose: granulomatöse Prostatitis, keine Malignitätskriterien

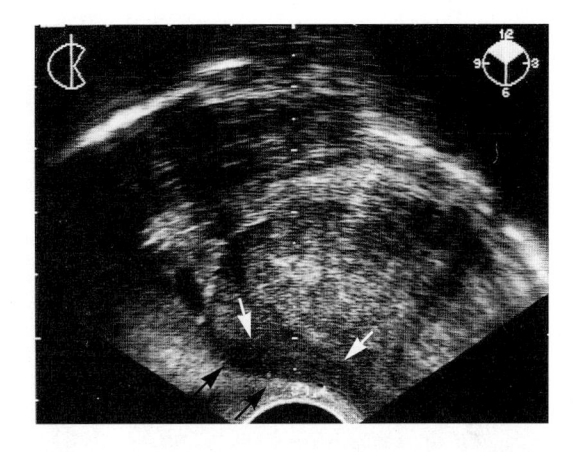

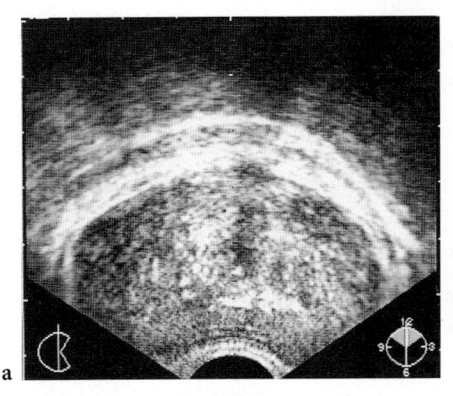

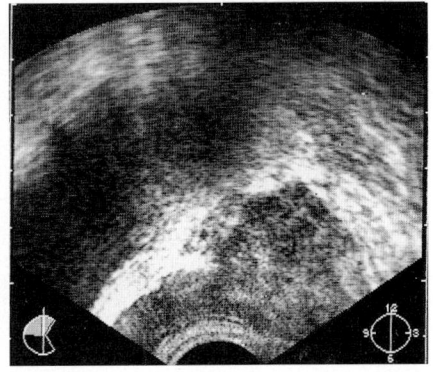

Abb. 4.11 a, b. Granulomatöse Prostatitis, 47jähriger Patient. Äußerst vielgestaltig kann das Bild dieser histologischen Diagnose sein. Überaus scheckiges Muster, vor allem des rechten Lappens (**a**), auch mit Übergang in die SB (**b**, SS). Die fehlende Fokalität und die weite Dissemination sprechen gegen ein Karzinom

Abb. 4.9 a–d. Schwere chronische Prostatitis. 40jähriger Patient mit seit Jahren wechselnd starken prostatitischen Beschwerden. Die TS (**a, b**) zeigen eine grobe, sich separierende Rf, die den linken Lappen einnimmt, aber auch nach rechts übergreift. Peripher der sehr dichten Echoformationen erkennt man echoarme Herde (*Pfeile*) als Zeichen aktuell entzündlicher Aktivität. Beide paramediane Schnitte (**c, d**) lassen massive Strukturinhomogenitäten erkennen mit Disseminierungen aller Echoqualitäten, auch in der PZ

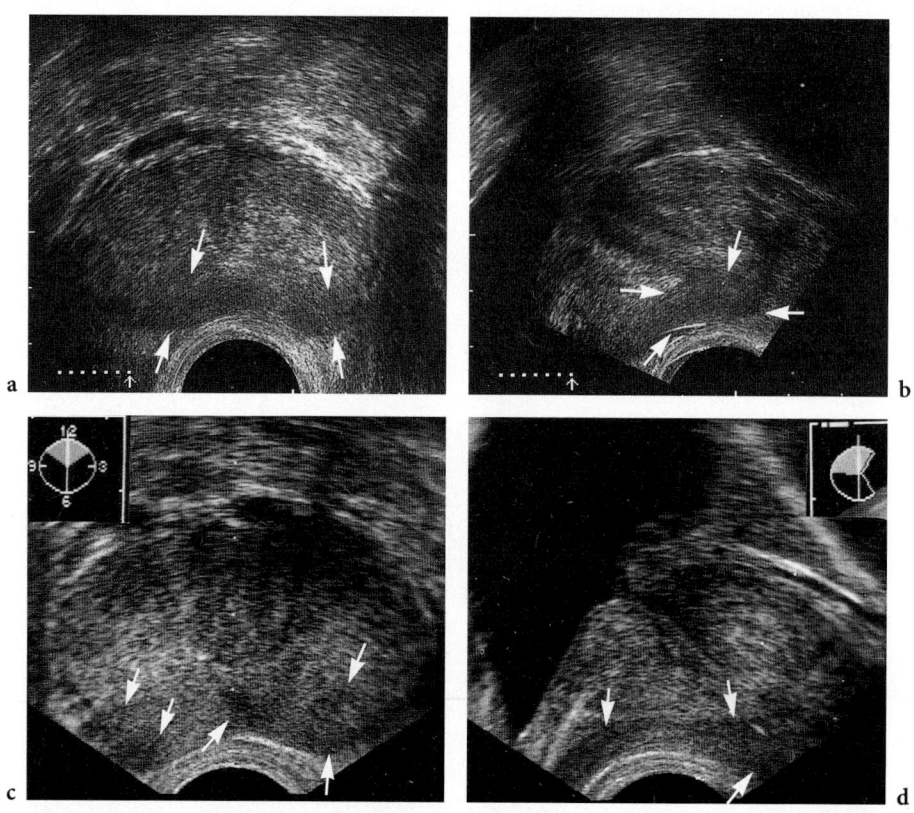

Abb. 4.12 a–d. Granulomatöse Prostatitis, 47jähriger Patient. Hoher Karzinomverdacht: echoarme Läsion (*Pfeile*) fast durchgehend in der PZ, im SS (**b**) noch deutlicher als im TS (**a**). Palpation: sehr harte, hoch suspekte Prostata. PSA 49,68 ng/ml. Histologie mehrerer Biopsien: granulomatöse Prostatitis. **c, d** 9 Monate später, mit einer anderen Sonde. Herdförmige Inhomogenitäten in der PZ (*Pfeile*), auch zur Samenblase (**d**) hin. Palpation: prominente, feste, aber glatte, nicht indurierte Prostata. PSA 1,2 ng/ml

KAPITEL 5

Zystische Aussparungen im transrektalen Schnittbild der Prostata

5.1
Allgemeines

Zystisch wirkende Aussparungen sind häufige Befunde im transrektalen Schnittbild der Prostata. Sie betreffen überwiegend die TZ und können multipel oder solitär sein, erworben oder – seltener – auch angeboren. Häufig handelt es sich um Zufallsbefunde, also eher selten um Befunde mit wirklichem Krankheitswert. Große Bedeutung allerdings können vor allem solitäre Zysten in der Fertilitätsdiagnostik haben.

5.2
Solitäre Zysten

Kongenital angelegt sind die sog. Utrikuluszysten, die exakt median, etwas proximal der Ductuli ejaculatorii liegen und eine Obstruktion in der prostatischen Harnröhre bedingen können. Identifizierbar sind sie durch ihre typische Lage und ihre rundliche Form mit glatter Oberfläche. Solche Zysten sollen häufiger assoziiert sein mit anderen urogenitalen Fehlbildungen, wie der Retentio testis, der Hypospadie u. a. (Shapiro 1990).

Ebenfalls angeboren sind Zysten, die Resten des Müllerschen Ganges entsprechen und also entlang dem Verlauf des Ductus angesiedelt sind, also mehr paramedian-lateral liegen. Ihre Form erscheint mehr längsoval, aber ebenfalls glatt begrenzt. Bei einem unserer eigenen Fälle bestanden über Jahre oft heftige krampfartige Schmerzen, die sich bei der Ejakulation ins Unerträgliche steigerten. Der endoskopische Befund war unauffällig, der sonographische dagegen eindrucksvoll (Abb. 5.2). Solche Zysten als Reste des Müllerschen Ganges sind schwer von einer erworbenen Erweiterung des Ductus ejaculatorius oder des distalen Samenleiters zu unterscheiden. Deren Ursache ist meist mechanisch durch Narben, eine Kompression oder eine andersartige Verlegung bedingt.

Samenblasenzysten können von lokalen Ektasien des Ductus ejaculatorius leicht durch ihre Lage an der Basis der Prostata unterschieden werden – besonders gut im SS. Ihre Ursache dagegen mag die gleiche Obturation oder Kompression des Samenleiters oder des Ausführungsganges sein.

Unabhängig von einer klinischen Symptomatik können solche kongenital angelegten oder später erworbenen Zysten eine wichtige Bedeutung für die Frage der Fertilität haben. Deswegen sind TRUS-Untersuchungen ein essentieller Bestandteil jeder Fertilitätsdiagnostik des Mannes.

5.3
Multiple Zysten

Einzelne oder auch mehrere Zysten können Folge und Endzustände von Gewebsnekrosen sein, etwa durch Ernährungsstörungen aus den verschiedensten Gründen. Ferner kommen als Ursachen Entzündungen, kleine Traumen, Einblutungen oder Infarkte in Betracht. Multiple Zysten sind klinisch meist asymptomatisch, selten als kleine Dellen zu tasten. Vielleicht haben sie eine Prädilektion an der PZ-TZ-Grenze, wo bevorzugt auch die Corpora amylacaea gelegen sind; ein eindeutiger Zusammenhang ist aber nicht ersichtlich. Diese Gewebsuntergangszysten sind unregelmäßig konturiert, manchmal bizarr. Sie können allerdings infiziert und dadurch doch symptomatisch werden – etwa als Abszeß (s. Kap. 4).

Wesentlich häufiger als diese Zysten infolge von Gewebsdefekten sind im Zusammenhang mit der BPH kleine multiple zystische Aussparungen, überwiegend in der TZ nachzuweisen. Sie liegen in unterschiedlicher Zahl, ganz unregelmäßig über die gesamte TZ verstreut, und erscheinen geradezu pathognomonisch für diese Art der BPH. Am ehesten entsprechen sie drüsigen Retentionen, obwohl wirkliche Verlegungen durch Corpora amylacea kaum sonographisch nachzuweisen sind. Ob nicht doch schnelles Wachstum und damit wiederum lokale Ernährungsstörungen eine Rolle spielen, mag dahinstehen – ist aber auch ohne klinisch-praktische Bedeutung. Es gibt für diese „Zystchen" keine bevorzugte Lokalisation innerhalb der TZ, auch nicht im Grenzbereich zur äußeren Drüse. Durch das eindeutige Muster dieser häufigen glandulären Hyperplasie ergeben sich aber kaum jemals differentialdiagnostische Probleme.

Äußerst selten dagegen findet man eine totale großzystische Degeneration der gesamten Prostata mit kaum noch nachweisbaren drüsigen oder stromalen Anteilen. In jedem drüsigen Organ kann es zu einer fast vollständigen zystischen Degeneration kommen – so eben auch in der Prostata. Ist der Befund erst einmal voll ausgeprägt, läßt sich der Ursprung einer derartigen Pathologie nicht mehr lokalisieren. Da die Form etwa erhalten bleibt und so auch der Fett-Faszien-Bereich, würde die Palpation einen derartigen US-Befund nie erwarten lassen. Zur Klärung der Frage, ob im drüsigen Restbereich einer solchen Prostata evtl. gleichzeitig ein Karzinom vorliegt, kann die TPS bei klinischem Verdacht nur über Biopsien ggf. einen Beitrag leisten.

Bildteil

Abb. 5.1. Utrikuluszyste. Median, etwa in Höhe des urogenitalen Grenzbereiches, völlig glatt begrenzte zystische Aussparung mit starkem Echopulseffekt. Obstruktionssymptomatik bei einem 58jährigen Patienten. In der linken TZ unregelmäßige begrenzte Zyste (*Pfeil*), links dorsolateral die Formation des NV-Bündels (*Pfeilspitze*)

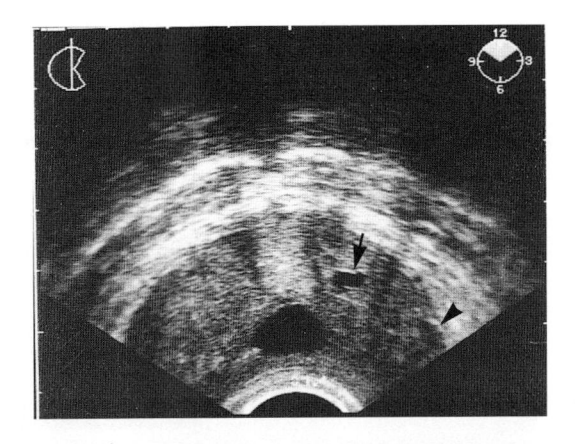

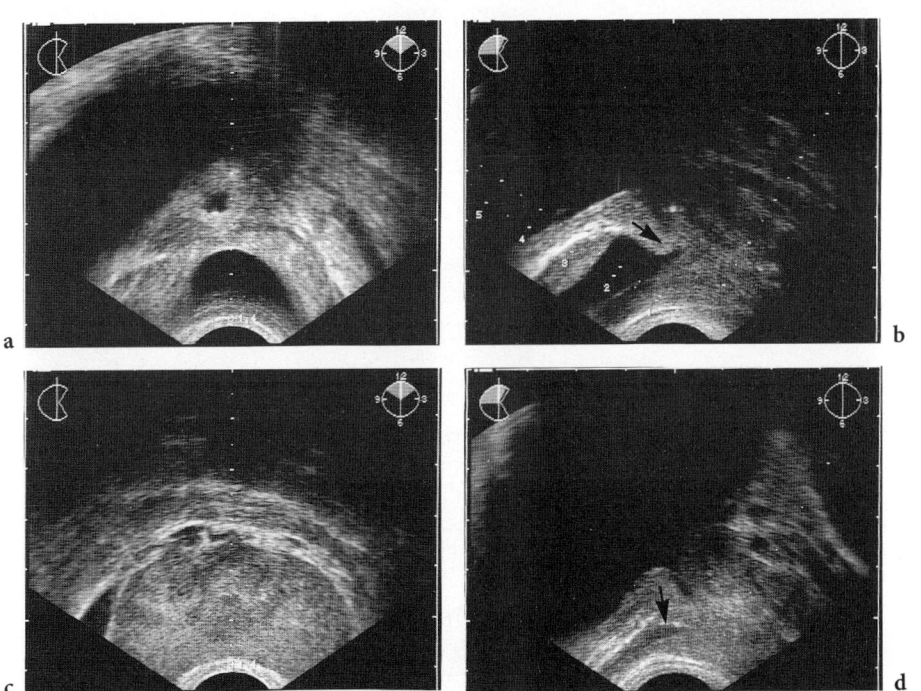

Abb. 5.2 a–d. Verdacht einer rechtsseitigen Zyste aus Resten des Müllerschen Ganges. **a, b** Basisnah ganz glatt begrenzte echofreie Aussparung, die sich im SS (**b**) mit ganz feiner Spitze (*Pfeil*) fortsetzt auf den Colliculus zu. Endoskopisch keine Auffälligkeit. **c, d** Nach perinealer Entleerung (8 ml bräunlich-trübe Flüssigkeit) sofort völlige Schmerzfreiheit des 30jährigen Patienten. Der kapilläre Spalt (*Pfeil*) im SS (**d**) könnte durch einen minimalen Flüssigkeitsrest verursacht sein

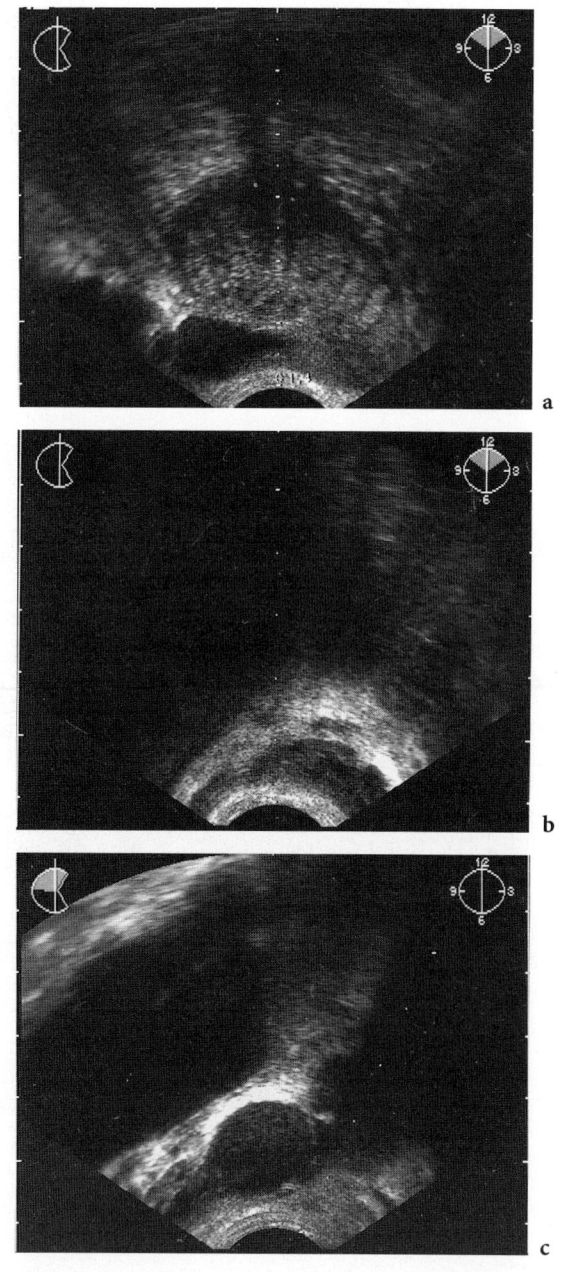

KAPITEL 5 Zystische Aussparungen im transrektalen Schnittbild der Prostata

Abb. 5.3 a–c. Monströse Auftreibung des rechten Samenleiters bei 51jährigem Patienten mit intermittierend krampfartigen Schmerzattacken im Dammbereich. Langfristige Diagnostik, bislang ohne Erfolg. **a** TS: An der Prostatabasis rechts zystisch wirkende Figur mit trichterartigem Auslauf zur Mitte hin. **b** SS: Annähernd normale rechte Samenblase. Medial davon ▷

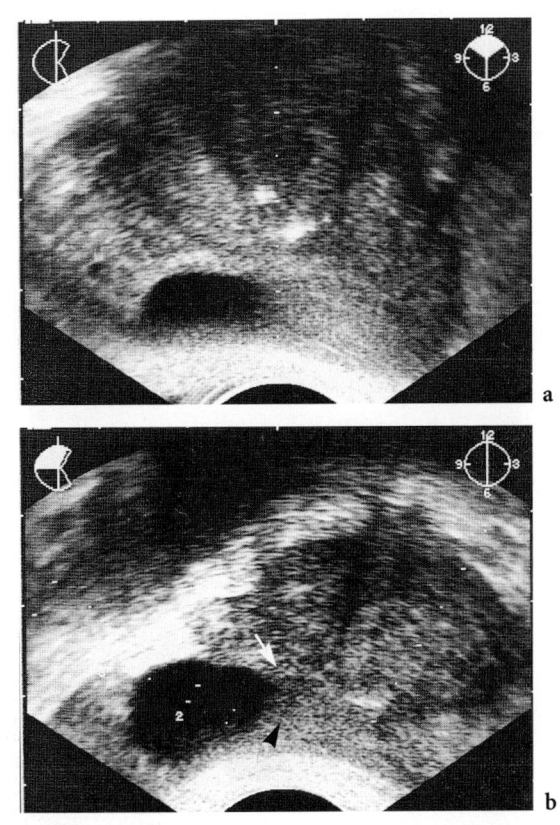

Abb. 5.4 a, b. Samenblasenzyste in Projektion auf die Prostatabasis (**a**). Im SS (**b**) zeigt sich, wie die zystische Rf die CZ (*Pfeil*) und die PZ (*Pfeilspitze*) der Prostata an der Basis imprimiert. Zufallsbefund bei 76jährigem Patienten. Beachte die Größe von nicht mehr als 1×1,5 cm(!)

aber (SS, **c**) stellt sich eine große, kugelige, flau-echogene Rf dar, die dem Verlauf des SL entspricht. Durch Punktion und den Nachweis von Samenzellen ist der Verdacht zu sichern. Diese Befunde sind klinisch relevant und bei der Fertilitätsdiagnostik von großer Bedeutung

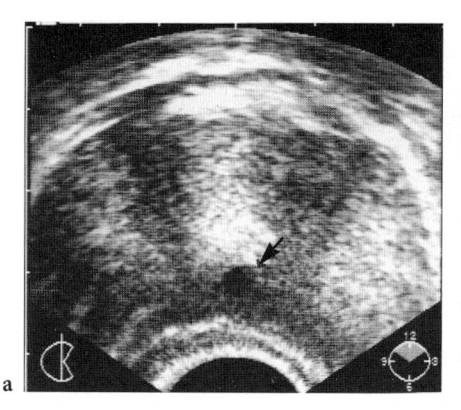

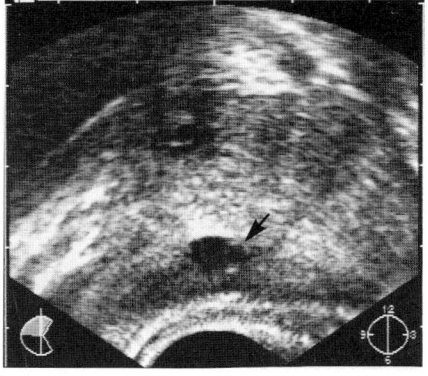

Abb. 5.5 a, b. Ähnliche median gelegene Zyste (*Pfeile*) wie in Abb. 5.1, im TS (**a**) und SS (**b**). Die proximale Lage und die nicht glatte Kontur sprechen gegen eine Utrikuluszyste bei normalem endoskopischen Befund. 60jähriger asymptomatischer Patient. Am ehesten ist diese Zyste Folge einer lokalen Gewebsnekrose

Abb. 5.6. Unregelmäßige zystische Aussparung (*Pfeile*), ebenfalls am dorsalen Rand der TZ gelegen, mit deutlichem Echoplus, wohl auch Folge von lokalem Gewebsuntergang. Eine Verwechslung mit einer echoarmen Läsion, etwa wie bei einem Prostatakarzinom, erscheint kaum möglich

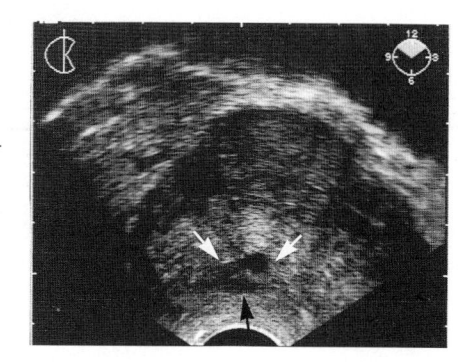

Abb. 5.7. Zahlreiche größere und kleinere Retentionszysten bei ausgesprochen drüsiger Hyperplasie in der TZ. Bei überstrahlender Bildeinstellung ist keine ganz sichere zonale Zuordnung möglich

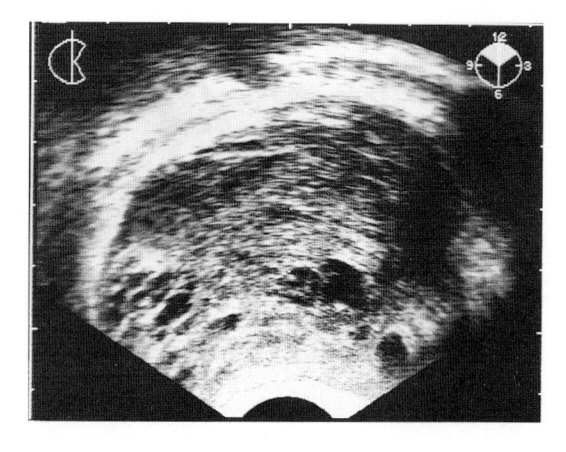

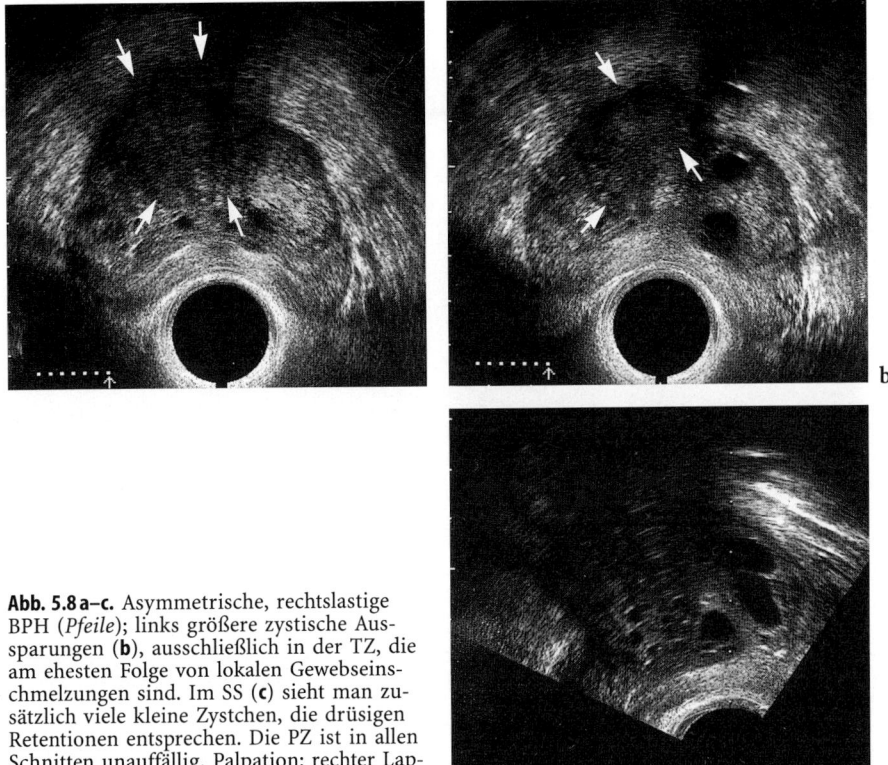

Abb. 5.8 a–c. Asymmetrische, rechtslastige BPH (*Pfeile*); links größere zystische Aussparungen (**b**), ausschließlich in der TZ, die am ehesten Folge von lokalen Gewebseinschmelzungen sind. Im SS (**c**) sieht man zusätzlich viele kleine Zystchen, die drüsigen Retentionen entsprechen. Die PZ ist in allen Schnitten unauffällig. Palpation: rechter Lappen asymmetrisch, prominent entwickelt, links flach, etwas uneben

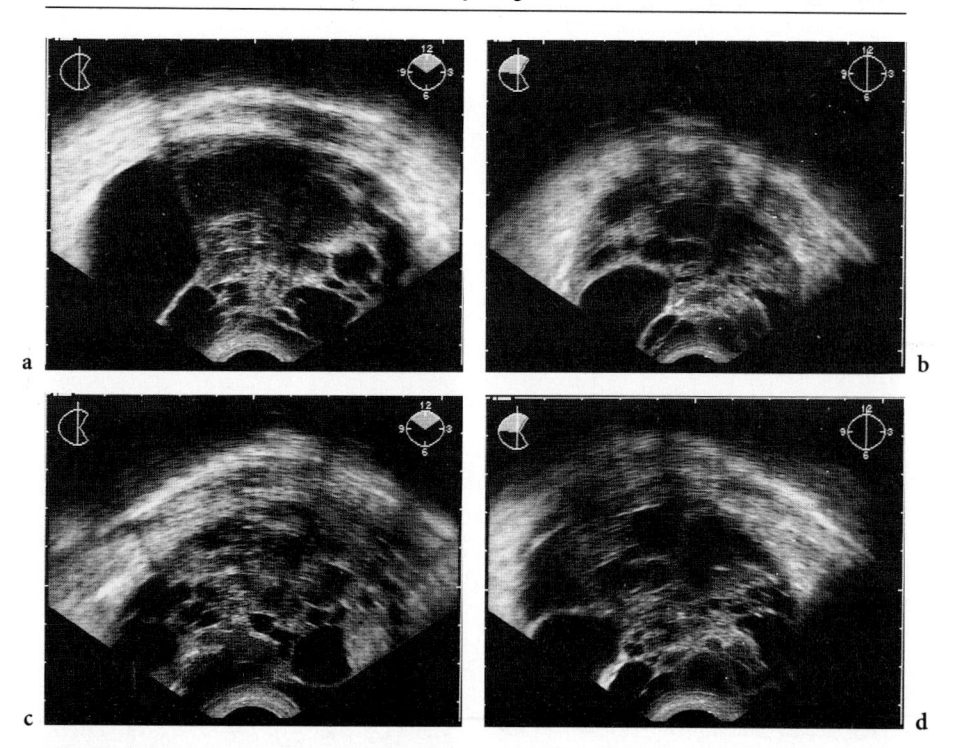

Abb. 5.9 a–d. Fast vollständige „zystische Degeneration" der gesamten Prostata. In allen Ebenen (**a** basal, **b** median, **c** apikal, **d** paramedian). Aufhebung der zonalen Struktur durch zahlreiche grobe und kleinere echolose Aussparungen. 76jähriger Patient mit zunehmender Obstruktion. Palpation: größere, unregelmäßig konturierte, fest-pralle, seitlich nicht abgrenzbare Prostata, nicht suspekt

KAPITEL 6

Die benigne Prostatahyperplasie (BPH) im sonographischen Schnittbild

6.1
Allgemeines

Die BPH ist unzweifelhaft die häufigste, mit dem Alter zunehmende Erkrankung des Organs: etwa 50% aller 50jährigen Männer und mehr als 80% der 80jährigen sind betroffen. So kann man fast von einer altersphysiologischen Veränderung der Prostata sprechen, mit jedoch höchst unterschiedlicher klinischer Bedeutung. Pathophysiologisch kommt es zu einer Druck-Fluß-Veränderung der Miktion, die den Patienten minimal bis extrem beeinträchtigen kann, angefangen beim „im Vergleich zu früher" etwas reduzierten Harnstrahl über leichtes Nachträufeln und ggf. gering erhöhte Miktionsfrequenz bei subjektiv kaum bemerkbarem Restharn bis hin zur akuten, oft höchst dramatischen Harnverhaltung.

Pathologisch-anatomisch handelt es sich bei dieser Art der Obstruktion um eine Adenomyofibromatose der Prostata mit Prädominanz der drüsigen Anteile (glanduläre Hyperplasie) oder der muskulären und/oder bindegewebigen Komponenten, der sog. stromalen Anteile (stromale Hyperplasie). Die Frage, wer, wann und warum von dieser im Orient selteneren, in Europa und den USA aber sehr häufigen Veränderung betroffen wird, ist seit je Gegenstand zahlloser Hypothesen und überaus sorgfältiger Untersuchungen und Studien mit z. T. durchaus plausiblen Erklärungen. Die letzte Klärung steht aber immer noch aus.

6.2
Die Entwicklung der benignen Prostatahyperplasie in TZ und CZ

Die im Querbild der TPS eher dreieckige Form der jugendlichen Prostata mutiert mit zunehmendem Alter zu einer querovalen Figur, die bei starker Ausprägung und noch höherem Alter gelegentlich eine fast rundliche Form annehmen kann. Dem entspricht die digitorektale Palpation einer großen prominenten, runden, glatten Prostata von daumenballenartiger Konsistenz. Grund für diese Mutation ist die Entwicklung der Adenomyofibromatose in der Innendrüse der Prostata, der TZ. Diese macht zusammen mit dem periurethralen Drüsengewebe beim Jugendlichen nur bis etwa 10% des Gesamtvolumens der Prostata aus. Mit dem Alter kann die TZ jedoch so stark zunehmen, daß sie bildlich und vom Volumen her mit bis zu

85% die Hauptmasse darstellt und die vorher dominierende PZ sichelartig an die Peripherie drängt, entsprechend der chirurgischen Kapsel.

Die Form und die Kontur der Prostata hängen somit ganz entscheidend von Art und Ausmaß der TZ ab. Der sog. Prostatamittellappen entwickelt sich aus der CZ, einem Anteil der äußeren Drüse, die sie primär zu immerhin 25% ausmacht. Basal umgibt die CZ die proximale prostatische Harnröhre kegelförmig. Die Prostataseitenlappen sind dagegen, wie oben ausgeführt, ausschließlich Folge der Volumenzunahme der TZ.

6.3
Das sonographische Bild der benignen Prostatahyperplasie (BPH) und ihre Differentialdiagnose

Die BPH entwickelt sich ausschließlich in der TZ und, in Form des Mittellappens, in der CZ, nicht dagegen in der PZ. Das sonographische Bild der BPH in der TZ entspricht der Dominanz einer der Teilkomponenten der Adenomyofibromatose. Die drüsige Hyperplasie zeigt eine aufgelockerte, echoreiche Struktur, oft mit vielen kleinen drüsigen Retentionen. Grund für diese hohe Impedanz sind die zahlreichen Grenzflächen der drüsigen Strukturen. Überwiegt die bindegewebige oder muskuläre Komponente, wird der Echobesatz geringer bis hin zum echoarmen Areal, das durchaus einen Karzinomverdacht provozieren kann. Meistens aber entspricht das sonographische Bild einem Echomix aus echoreichen, echoarmen und echogleichen Anteilen, wobei die PZ jeweils Referenzstruktur ist. Zur PZ hin ergibt sich, wie beschrieben, fast immer eine gute Abgrenzbarkeit, oft noch betont durch unterschiedliche Corpora-amylacea-Formationen im Zonengrenzbereich.

Die Entwicklung der BPH kann durchaus asymmetrisch erfolgen und in einem Lappen ausgeprägter sein als in dem anderen, auch innerhalb der einzelnen Etagen der Prostata. Diese Asymmetrie kann im sonographischen Bild gut dokumentiert sein und den Tastbefund nachvollziehen lassen. Auch die Seitenlappen können sich nach endovesikal entwickeln und so den Blasenauslaß irregulär gestalten, ganz unabhängig von einem Mittellappen, der sich durchaus schon mit der SPS gut erkennen läßt. Immer aber muß daran gedacht werden, daß Asymmetrie, Unregelmäßigkeit und Inhomogenität – wo auch immer sie in PZ, TZ oder CZ auftreten – Karzinomkriterien sein können und im Verdachtsfall bioptisch abgeklärt werden müssen.

6.3.1
Das Prostatakarzinom in der TZ

Der geschilderte Echomix der BPH in der TZ enthält immerhin bis zu 20% der Prostatakarzinome (PC). Sie können die 10–15% histologischen „Incidentals" sein, die man als T1a/b G1-Karzinome zufällig bei der Resektion des Adenoms findet. Ebenso können sie aber ohne wesentliche sonstige Veränderungen im Gesamtbild der Prostata, speziell auch der PZ, für enorm hohe PSA-Werte verantwortlich sein, mit allen auch dazwischenliegenden Graduierungen.

Die Incidental-Karzinome rechtfertigen sicher in vielen Fällen eine Strategie des „watchful waiting". Andererseits müssen etwaige Veränderungen in der TZ bei scheinbar unauffälliger PZ einschließlich negativer, hier entnommener Biopsien an aggressive Karzinome in der TZ denken lassen. Bei gegebener, sicher nicht sehr häufiger, aber für den Einzelfall hoch wichtiger Konstellation wird man die Indikation zur anterioren Biopsie stellen. Dabei wird die Biopsiekanüle, wenn sie nicht per se die vermutete Läsion erreicht, unter Sicht bis in die Nähe des Herdes vorgeschoben und erst dann zur Probenentnahme ausgelöst. Dies kann an mehreren Stellen bis nahe an die ventrale Begrenzung der Prostata erfolgen, wenn sich die TZ bis hierhin ausdehnt. Im sehr echoarmen anterolateralen fibromuskulären Stroma der Prostata allerdings sind primär nie Prostatakarzinome zu erwarten.

6.4
Das sonographische Bild der behandelten benignen Prostatahyperplasie

Die TPS ist eine objektive Methode, um Effekte einer Adenom- oder auch Karzinombehandlung durch konservative oder operative Maßnahmen in Verlaufskontrollen sichtbar zu machen. Dieses Verfahren kann bei konservativer Behandlung einen Symptomenscore sinnvoll ergänzen. Unter Finasteridmedikation z. B. läßt sich der Rückgang des Adenoms durch eine Reduktion der Ausdehnung der TZ und eine Änderung der Echostruktur innerhalb der TZ ebenso nachweisen wie eine Reexpandierung der vorher komprimierten PZ.

Zum Bild der Prostata nach der TUR oder der Adenomektomie einschließlich etwaiger Karzinomentwicklungen in der Kapsel sei auf Kap. 9 verwiesen.

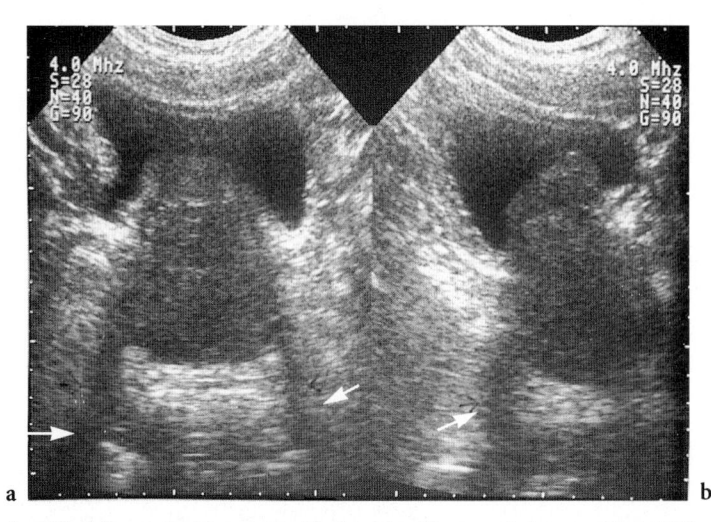

Abb. 6.1 a, b. SPS: Schon mit der suprapubischen Applikation sind gute Schnittbilder durch die Prostata im TS (**a**) und im LS (**b**) möglich. Die lokale Orientierung ist aber schwierig, die Exploration immer unvollständig und die zonale Differenzierung unmöglich. Beachte das Abträufphänomen (*Pfeile*) als systembedingter Artefakt an gewölbten Flächen

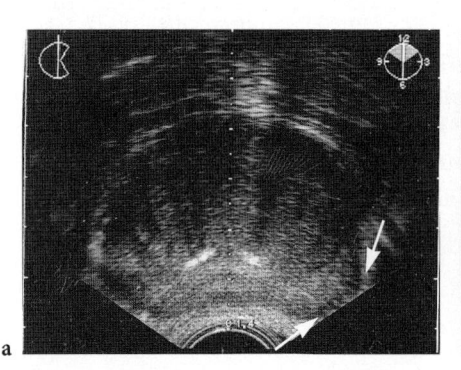

Abb. 6.2 a–c. BPH. **a** TS, basisnah. Reichlich ventrolaterales FS, links sieht man laterodorsal die echoarme Linie der echten Prostatakapsel (*Pfeile*), an der PZ-TZ-Grenze – kleine C. am.-Formationen. **b** TS zur Prostatamitte hin: Die PZ-TZ-Grenze ist ganz deutlich erkennbar (*Pfeile*). Gut beurteilbare, völlig homogene PZ. Die TZ rechts zeigt den typischen Echomix der BPH auch mit Retentionszysten. **c** SS: Das Auffinden der PZ-TZ-Grenze wird durch den Verlauf der C. am.-Linie (*Pfeil*) erleichtert. Zunehmende Echoreduktion zum muskelhaltigen Blasenauslaß hin

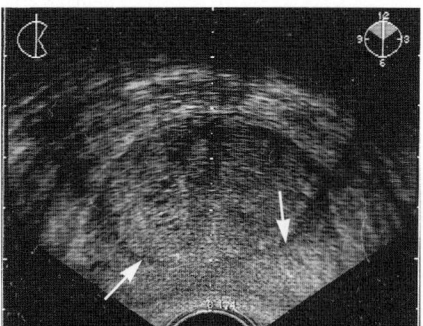

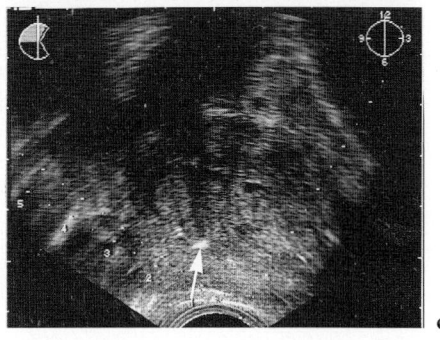

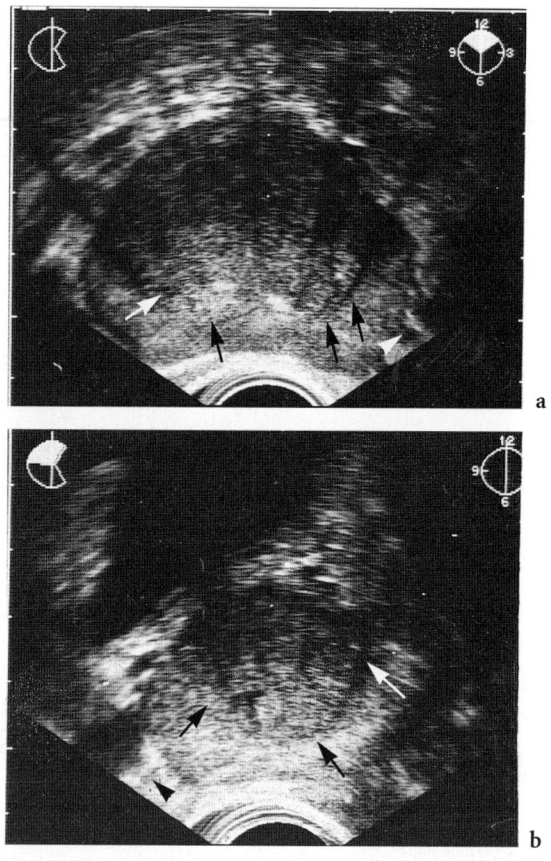

Abb. 6.3 a, b. 60jähriger Patient mit BPH: Bisymmetrische Ausbildung der TZ, **a** TS, **b** SS. Man muß sich einsehen, um die Grenzen (*Pfeile*) zur PZ ausmachen zu können. Die Strukturunterschiede zwischen TZ und PZ kommen aber gut heraus: Die PZ ist komprimiert, kompakt, die TZ eher lockerer und inhomogener. Im TS ist das linksseitige NV-Bündel (*Pfeilspitze*) erkennbar, im SS ist die fast echofreie Samenblase (*Pfeilspitze*) herangezogen

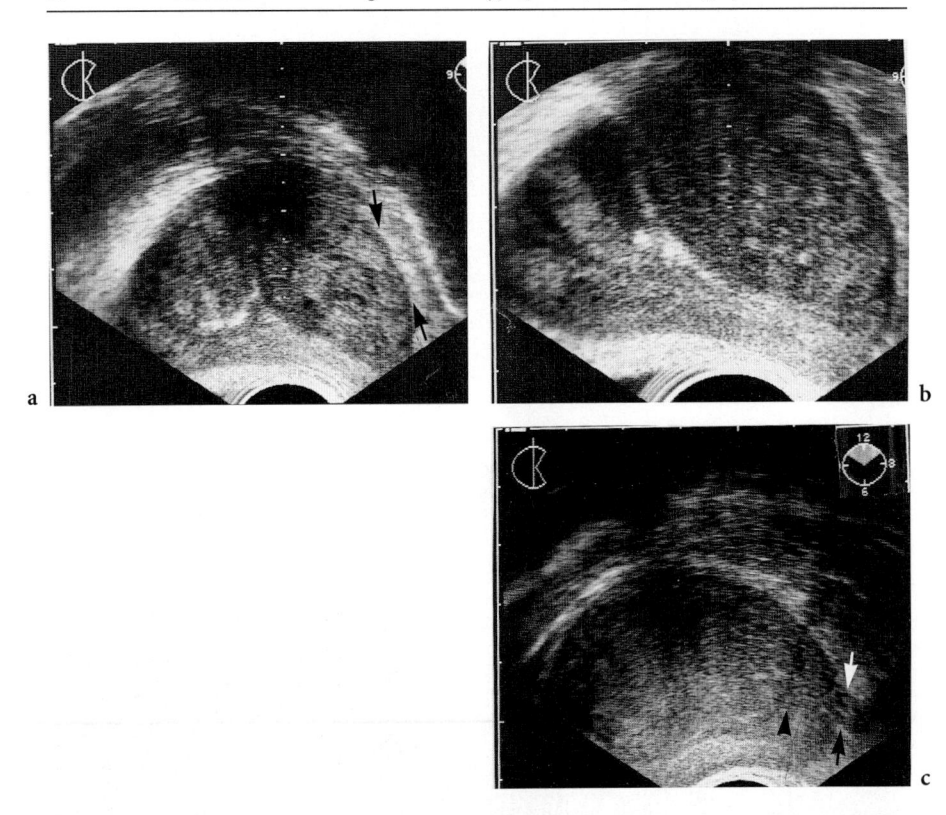

Abb. 6.4 a–c. Herausdrehen der seitlichen Begrenzungen bei großen Drüsen, 3 TS. **a** Der Sektorwinkel der Sonde reicht nicht aus, um die Begrenzungen der dorsolateralen Anteile der Prostata vollständig beurteilen zu können. Die Grenzen der PZ zur adenomatösen TZ sind eindeutig und werden rechts durch die C. am.-Sichel noch betont. Beachte linksseitig die echte Prostatakapsel (*Pfeile*). **b** Durch Herausdrehen und hier zusätzlicher Vergrößerung des rechten Lappens kann die Begrenzung ausgemacht werden. Hier imponiert die Größe des rechten Adenomlappens. Die Strukturunterschiede PZ/TZ werden besonders deutlich. Die C. am. verursachen hier segmentale Schlagschatten. **c** Herausdrehen der linken Kontur bei einem anderen Patienten mit Darstellung des NV-Bündels (*Pfeile*). Ebenfalls deutliche Markierung der PZ-TZ-Grenze durch eine zarte echoarme Linie (*Pfeilspitze*)

Bildteil

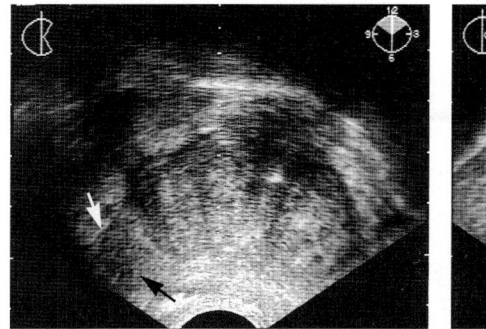

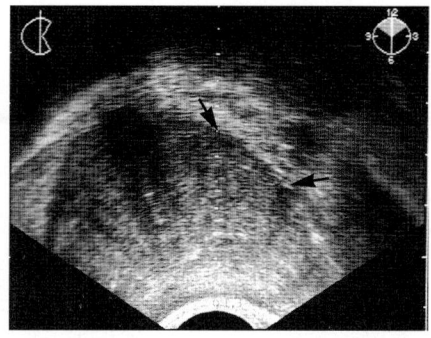

Abb. 6.5 a, b. Das Herausdrehen der Begrenzungen rechts und links ist absolut erforderlich. **a** Inhomogene Strukturierung (*Pfeile*) der rechtsseitigen Kontur. Vom Aspekt her könnte es sich um einen engen Kontakt zwischen der echten Prostatakapsel mit der Muskulatur des Beckenbodens handeln. Eine weitere Exploration ist aber unerläßlich. **b** Links sieht man die echoarme Kontur (*Pfeile*) der echten Prostatakapsel hin zur anliegenden Fett-Faszien-Schicht. Beachte in beiden Schnittebenen die rundlichen Adenomknoten der TZ, die bis an die ventrale Begrenzung heranreichen

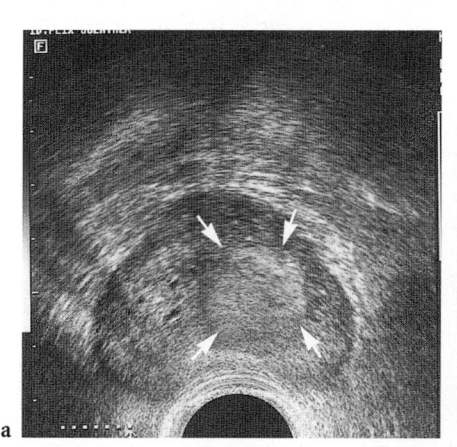

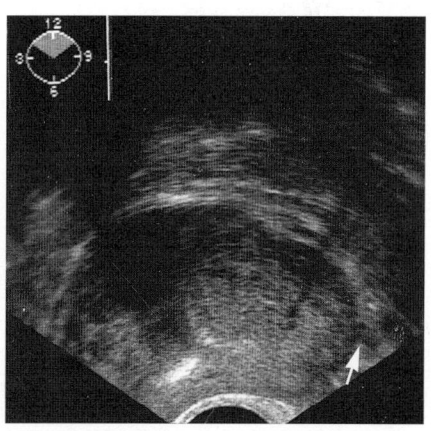

Abb. 6.6 a, b. Asymmetrische Entwicklungen von Adenomknoten jeweils im linken Lappen. **a** Die knotige linksseitige Formation (*Pfeile*) zeigt echoarme fibromatöse und echoreiche drüsige Areale wie auch rechtsseitig kleine zystische Aussparungen. Die Prostatakontur bleibt unbeeinträchtigt. **b** Der mehr homogene Adenomknoten probulbiert die linke Prostatakontur bei jedoch unauffälliger PZ mit intakter echter Prostatakapsel und außerhalb davon liegendem NV-Bündel (*Pfeil*)

6.7   6.8

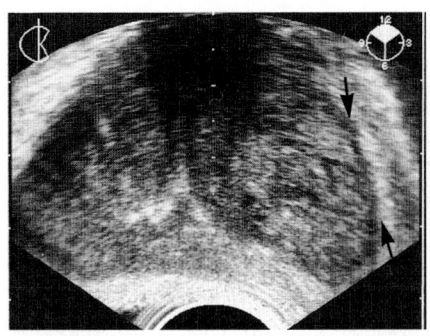

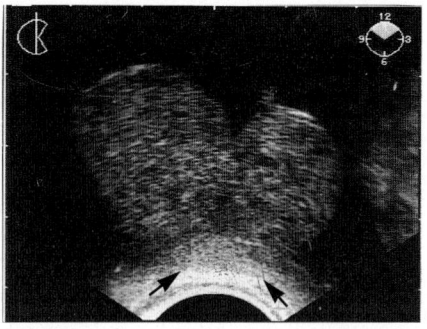

Abb. 6.7. Asymmetrische Entwicklung der linksseitigen TZ durch eine BPH mit der typischen Echomixstruktur und zahlreichen Retentionszysten im adenomatösen Gewebe, das jedoch die echte Prostatakapsel (*Pfeile*) respektiert; peripher davon die reichliche Fett-Faszien-Schicht. Die PZ links – soweit erkennbar – wird stark komprimiert. Palpation: Nach links ausladende, größere, glatte, teigige Prostata

Abb. 6.8. Weit in die Blase reichende Seitenlappen mit dem typischen Strukturmuster der BPH: Wechsel zwischen dichteren und flaueren Arealen und kleineren Retentionen. Die BPH sitzt hier einem Anschnitt der unauffälligen CZ (*Pfeile*) auf

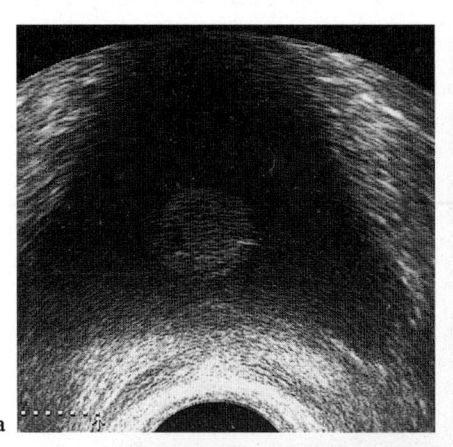

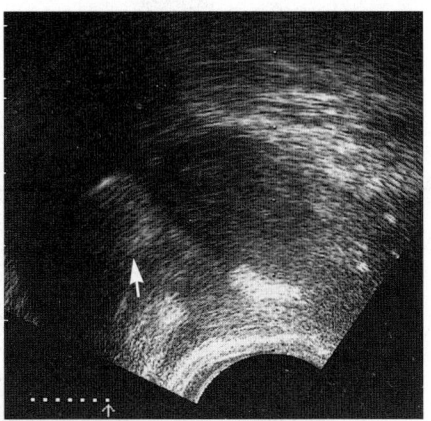

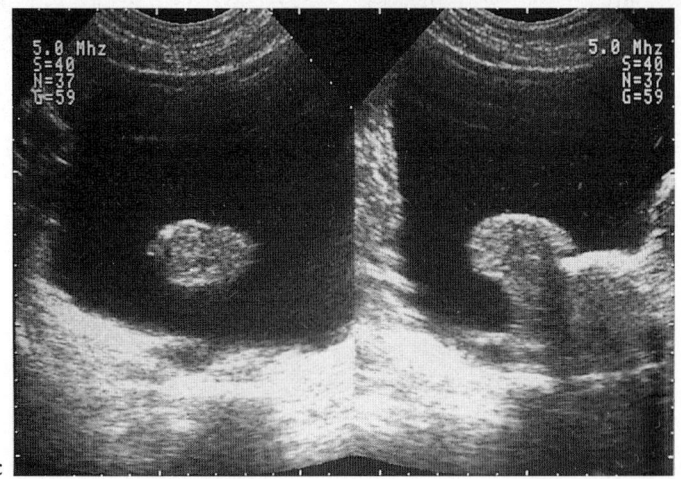

a   b

c   d

Abb. 6.10. Hohe Querbarre im SS. Im Gegensatz zum Mittellappen steigt die Barre (*Pfeile*) viel steiler zur prostatischen Harnröhre auf und hat nur im SS ein eindrucksvolles sonographisches Substrat

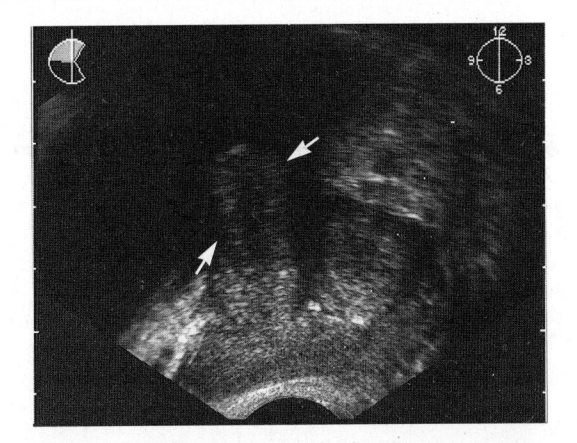

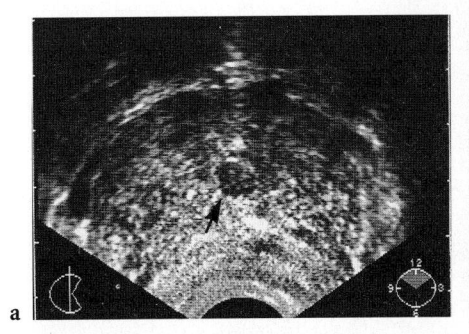

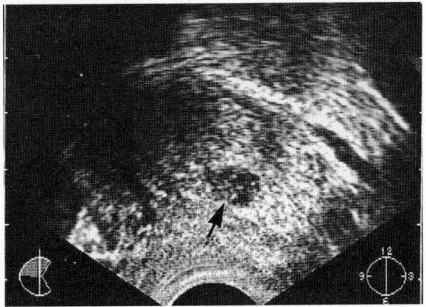

Abb. 6.11 a, b. Eindeutig in der TZ gelegener Herd (*Pfeile*), **a** im TS, **b** im SS. Die anteriore Biopsie ergibt G3-Zellen. Insgesamt schlechte Architektur der Schnittbilder. Gänzlich unauffälliger Tastbefund, aber PSA-Wert über 100 ng/ml (!) Indikation zur anterioren Biopsie

←

Abb. 6.9 a–d. Von der CZ ausgehender Mittellappen. **a** Die runde echodichte Formation im Blasenlumen entspricht in **b** einem proximalen Anschnitt der CZ-Formation (*Pfeil*) im SS, der die prostatische Harnröhre anhebt. Beachte ventral davon die echoarme muskelreiche Blasenauslaßregion. **c, d** Eine Mittellappenbildung kann auch sehr gut und fast spektakulär mit SPS dargestellt werden (**c** TS, **d** LS)

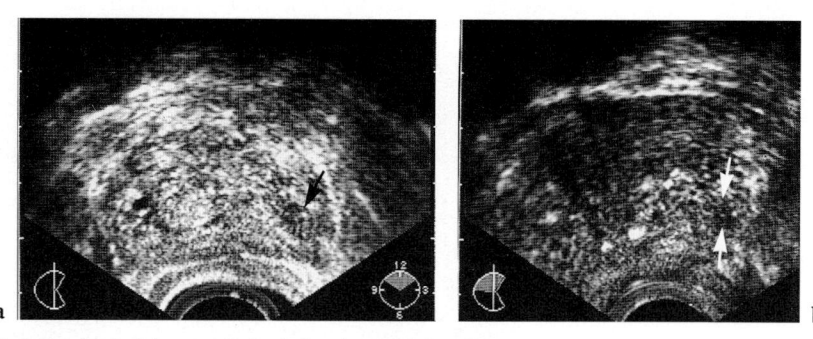

Abb. 6.12 a, b. Auf den 2. Blick eindeutiger Herd (*Pfeile*) im Grenzbereich von PZ/TZ, **a** im TS, **b** im SS. Unauffälliger Tastbefund, PSA 34 ng/ml. Die noch konventionell mögliche Biopsie aus diesem ca. 8-mm^3-Volumen ergibt G2-Tumorzellen

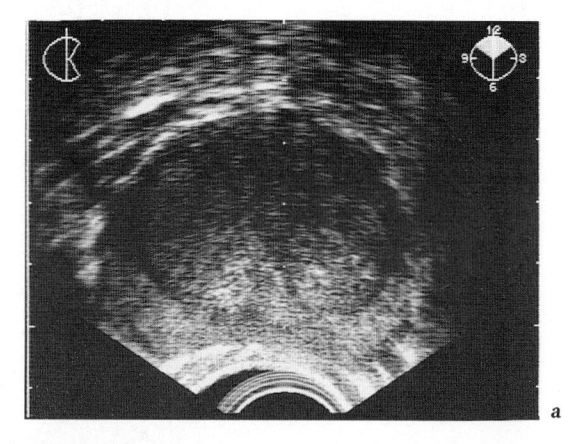

Abb. 6.13 a–d. Verlaufskontrollen nach Finasteridmedikation. **a** Beidlappig komprimieren größere symmetrische Adenome in der TZ die PZ; linksseitig das NV-Bündel erkennbar. **b** 14 Monate nach Finasteridmedikation deutlicher Rückgang der Adenomlappen und Reexpandierung der PZ. Die Prostataform wirkt wieder eher queroval. **C** Größeres Adenom in der TZ mit C. am.-Formationen bds. im Grenzbereich. **d** 10 Monate nach der Finasteridmedikation. Nur *scheinbarer* Effekt: Kleinere Vergrößerung; beachte die seitlichen cm-Markierungen. Real sind die TZ-Anteile nahezu unverändert, eine Dekompression der PZ ist nicht eingetreten

Bildteil

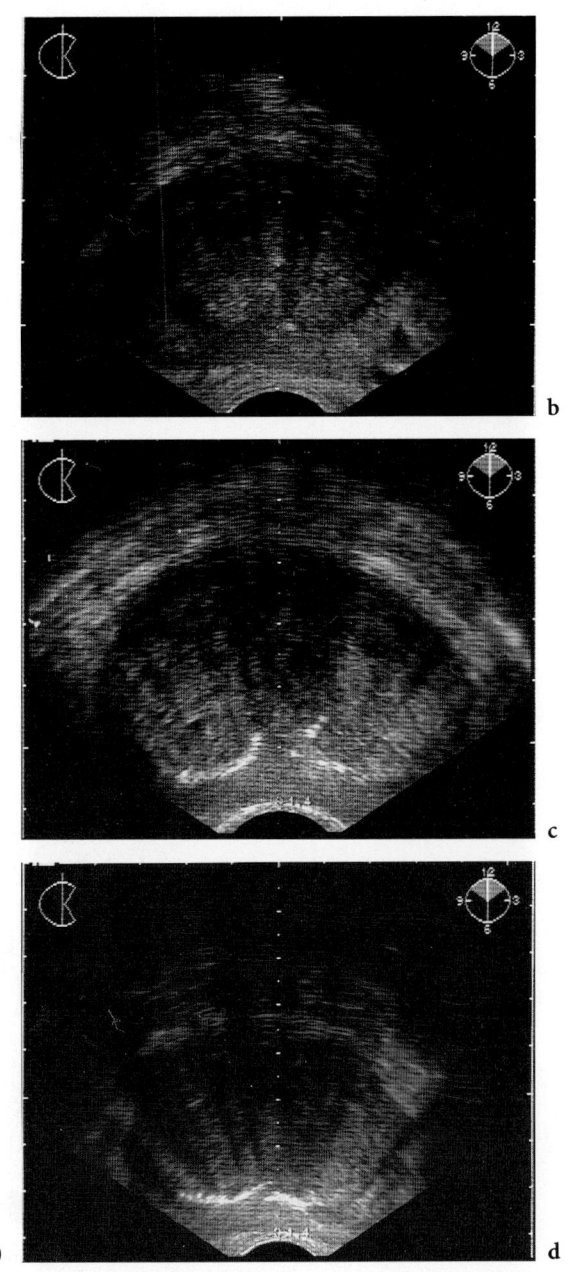

Abb. 6.13 (*Forts.*)

KAPITEL 7

Das Prostatakarzinom im transrektalen sonographischen Schnittbild

7.1
Die TPS als Kriterium in der Diagnostik des Prostatakarzinoms

Der Grund für die stark gestiegene Bedeutung der TPS in den letzten 8–10 Jahren muß im Zusammenhang mit der Möglichkeit gesehen werden, den PSA-Wert im Serum routinemäßig bestimmen zu können.

PSA als organspezifisches Enzym der Prostata aus den Epithelien der Drüsen und Ductuli kann immunenzymatisch in fast jedem Labor gemessen werden. Die hohe Bedeutung der PSA-Bestimmung für die Diagnostik des Prostatakarzinoms ist unbestritten. Mehr als 80% aller Prostatakarzinome exprimieren PSA über den Normalwert hinaus. Dieser aber ist abhängig von einer großen Anzahl Faktoren, die im folgenden aufgeführt sind:

Differentialdiagnose erhöhter PSA-Werte
- Test-assay-Varianten (in Deutschland derzeit 42)
- Prostatakarzinom
- Alter
- Harnverhaltung oder hoher Restharn
- Zustand nach urogentitaler Instrumentation (Palpation, Biopsie, Zystoskopie, TUR u.a. Operationen)
- Größeres Adenom
- Prostatitis, granulomatöse Prostatitis
- Prostataabszeß
- Prostatainfarkt oder andere Gewebsnekrosen
- Ikterisches oder lipämisches Serum
- Medikamente (Finasteride, evtl. auch Eisen, Kalziumantagonisten, Nitropräparate u.a.)

Bei sehr hohen PSA-Werten – auch nach einer Kontrolle – gibt es praktisch keinen Zweifel mehr an der Diagnose Prostatakarzinom mit größerer Tumormasse, auch wenn letztlich erst der histologische Befund beweisend ist. Derartig fortgeschrittene Tumoren lassen sich aber meist bereits bei der digitorektalen Untersuchung vermuten und durch Biopsie sichern.

Ihre therapeutische Option ist zunächst einfach und besteht im Androgenentzug.

Viel häufiger seit der PSA-Meßmöglichkeit sind aber Werte im wenig oder leicht erhöhten Bereich, auch in der Kontrolle. Bei vielen solcher Patienten ist der Palpationsbefund weniger oder nur fraglich suspekt, ggf. auch gar nicht auffällig. Auch für den Tastbefund, selbst durch einen erfahrenen Untersucher, gibt es eine Reihe differentialdiagnostischer Möglichkeiten, etwa für eine suspekte umschriebene Induration.

> *Differentialdiagnose der digitorektalen Palpation einer Induration*
> - Knötchen bei multinodulärem Adenom
> - Narbige Prominenzen (nach Entzündungen, Infarkten, Instrumentationen, Biopsien, Operationen)
> - Durchtastbare Corpora amylacea
> - Frühes Karzinom
> - „Spitze des Eisbergs" bei fortgeschrittenem Karzinom

Ein fraglicher Tastbefund und/oder ein leicht erhöhter PSA-Wert beunruhigen den Patienten oft stark, so daß diese Konstellation zu einer Klärung drängt, besonders wenn er weiß, daß das Prostatakarzinom eine häufige und oft letale Erkrankung ist. Der Arzt ist ebenfalls unsicher: einerseits will er ein frühes Karzinom, das durch eine radikale Prostatovesikulektomie noch kurativ zu behandeln ist, nicht übersehen, andererseits aber will er eine „Überdiagnostik" möglichst vermeiden, zumal er weiß, daß manche Männer mit „ihrem Prostatakarzinom" länger unbeeinträchtigt leben können – ohne etwaige Nebenwirkungen einer wie auch immer gearteten Behandlung.

In dieser Situation ist die transrektale Sonographie eine 3. wertvolle diagnostische Möglichkeit, weil der immer subjektive Tastbefund objektiv sichtbar gemacht und/oder der Grund für einen erhöhten PSA-Wert gefunden werden kann. Weiterhin läßt sich jede Auffälligkeit der Prostata im sonographischen Schnittbild herdgezielt punktieren und so jeder Verdacht histologisch eindeutig sichern oder ausschließen. Selbst wenn sich sonographisch kein Verdacht ergeben sollte, kann die sog. Sextantenbiopsie einen Großteil der Prostata repräsentieren und relevante Karzinome sichern. Gerade für solche Patienten kann die radikale Prostatovesikulektomie eine noch kurative und deshalb lebenswichtige Therapie sein.

7.2
Die Differentialdiagnosen auffälliger sonographischer Befunde

Die Malignitätskriterien der TPS im transversalen und sagittalen Schnittbild sind im folgenden aufgeführt.

Sonographische Malignitätskriterien der Prostata
- Echoarme Läsion, einzeln, mehrfach oder durchgehend
- Konturunregelmäßigkeiten, Kapselunterbrechungen
- Veränderung der Prostatadiameter

7.2.1
Echoarme Läsionen

Mehr als 75% aller Karzinome entwickeln sich in der peripheren Zone im dorsolateralen Bereich der Prostata und sind damit von rektal dem Finger und der Sonde besonders gut zugänglich. Im typischen Fall kann die palpierte Induration sofort bei der sonographischen Exploration gesucht und in Form einer echoärmeren Aussparung gefunden und durch eine gezielte Biopsie gesichert werden. Der Karzinomherd muß sich echoärmer darstellen, weil die zahllosen kleinen Zellen im Karzinom kompakt und so dicht gelagert sind, daß es weniger Grenzflächen für Schallreflexionen gibt als in der umgebenden normaldrüsigen PZ. Allerdings müssen die verschiedenen differentialdiagnostischen Möglichkeiten einer echoarmen Läsion unbedingt bedacht werden.

Differentialdiagnose der echoarmen Läsionen
- Prostatakarzinom
- Muskulatur oder überwiegend Muskulatur
- Fibromuskuläres Stroma oder stromale Hyperplasie
- Fokale Entzündungen
- Atypischer Anteil einer BPH
- Im Bereich von Schlagschatten
- Artefakte

Besonders bei echoarmen Arealen im Grenzbereich von PZ und TZ oder in der TZ, wo ca. 20% der Karzinome entstehen, muß die Differentialdiagnose erwogen werden. Gerade die TZ bestehen aus Anteilen mehrerer Gewebekomponenten (Adenomyofibromatose), so daß sich zwangsläufig ein inhomogenes Strukturmuster ergeben muß, je nach Überwiegen der einen oder anderen Gewebeart. Diese Strukturen können applikationsbedingt auch den Bereich der PZ überlappen.

Muskulatur liegt besonders im Basisbereich der Prostata vor, wo die prostatische Harnröhre beginnt, und im apikalen Bereich am Übergang zum Beckenboden, also in Regionen, die besonders im medianen SS „auftauchen". Seitlich kann Muskulatur des Beckenbodens sehr engen Kontakt zur Prostatakapsel haben und sie scheinbar überschneiden.

Corpora amylacea können bei einer bestimmten Schallreflexion eine echoarme Zone bedingen, andererseits aber echte Läsionen im wahrsten Sinne überschatten und so maskieren. Ein artifiziell echoarmer Bereich ergibt sich typischerweise auch durch Schallreflexion in Form des sog. Mittelschattens, wenn etwa 2 größere Adenomknollen mit ihrer Konvexität koaleszieren. Ähnlich kann sich das sog. Abträufphänomen darstellen, das an konvexbogigen Rändern (der Seitenlappen) entsteht (vgl. Abb. 6.1).

Asymptomatische fokale Entzündungen und vor allem auch granulomatöse Prostatitiden lassen sich sonographisch nicht von tumorösen Herden unterscheiden (vgl. Abb. 4.6, 4.11 und 4.12).

Für diese und alle anderen suspekten Veränderungen, die ja transversal und sagittal exakt evaluiert und eingegrenzt werden können, ist die unmittelbare Biopsie eine wertvolle und fast immer klärende Möglichkeit.

7.2.2
Kapselkonturunregelmäßigkeiten

Nach den echoarmen Läsionen gehören Kapselkonturunregelmäßigkeiten zu den wichtigsten tumorsuspekten Kriterien. Die Vorwölbung der Kapsel über das normale Niveau kann der Wachstumsrichtung eines Tumorherdes entsprechen; bei noch sehr kleinen Herden fällt ggf. nur die Unterbrechung der feinen, echofreien Linie unmittelbar unter der echodichten Fett-Faszien-Schicht auf. Besonders bei größeren Drüsen, ggf. mit größerem Adenom, sollte man sich die Kapsel der jeweiligen Seite ins Bild hebeln und durch langsames Zurückziehen der Sonde exakt beurteilen. Ganz kapselnahe Tumorherde in der PZ können durch den Druck eines komprimierenden Adenoms leicht über- oder gar nicht gesehen werden.

Auch für dieses Kriterium der Kapselirregularität gelten vielfältige differentialdiagnostische Erwägungen.

Differentialdiagnose der Konturunregelmäßigkeiten der Prostatakapsel
- Prostatakarzinom
- Narben nach früheren Entzündungen, Instrumentierungen und Operationen (Biopsie, TUR, Ektomie, Infarkt u. a.)
- Multinoduläre Adenome
- Neurovaskuläre Bündelanteile
- Technische Artefakte

Gelegentlich ist man erstaunt, wie unbeeinträchtigt eine Prostatakapsel, etwa nach der TUR-P – im Gegensatz zum Tastbefund – im transrektalsonographischen Bild wirkt. Die mögliche Kompression der Prostata durch die Sonde mag ein Grund sein, technische Grenzen des Verfahrens ein anderer. Trotzdem findet man nach operativen Instrumentierungen jeder Art neben Vorwölbungen und Buchten nicht selten Einziehungen der Kapsel. Gewebeatrophien nach Infarkten mit abgeräumten Gewebsnekosen kommen ebenso in Betracht, auch wenn sich der Patient an Symptome nicht (mehr) erinnern kann.

Ein kleiner kapselnaher Extraknoten im Rahmen einer Adenomentwicklung kann die Kapsel probulbieren. Eine solche Vorwölbung ist nur im Kontext aller übrigen Befunde zu werten, wobei im Zweifel die Biopsie angezeigt ist.

Das neurovaskuläre Bündel (NVB) ist im allgemeinen leicht zu beurteilen, weil es posterolateral immer an typischer Stelle gelegen ist. Meist erscheint es innig in die Kapsel eingelassen und diese scheinbar auftreibend. An der Regelmäßigkeit der Kontur, den oft sichtbaren Pulsationen und der letztlich eindeutigen extrakapsulären Lage wird es immer zu identifizieren sein. Ebenso wird man durch eine Änderung der Ebene Artefakte, die z. B. durch das sog. Abträufphänomen an konvexen Grenzflächen entstehen, erkennen. Generell sind laterale Kapselauffälligkeiten verständlicherweise besser im TS als im SS zu beurteilen, weil man im SS ganz lateral den Lagebezug leichter verliert.

7.2.3
Veränderte Prostatadiameter

Das Kriterium der veränderten Durchmesser bezieht sich vor allem auf den a.-p.-Diameter, der bei einem fortgeschrittenen Karzinom bei sonst erhaltener Kontur deutlich zunehmen kann und im TS die Prostata statt queroval eher rund wirken läßt. Meist finden sich im Querschnittsbild aber zusätzlich Karzinomkriterien – vor allem echoärmere Aussparungen –, die die Indikation zur Biopsie eindeutig machen. Im SS-Bild muß eine solche Formänderung zunächst nicht auffallen.

Differentialdiagnose der veränderten Diameter der Prostata
- Größeres rundes Adenom
- Prostatakarzinom
- Andere Raumforderungen (Abszesse, Zysten u. a.)
- Applikationsbedingte Gründe
- Individuelle Varianten

Differentialdiagnostisch am wichtigsten ist die Abgrenzung vom größeren Adenom, das in gleicher Weise den a.-p.-Durchmesser verlängern kann. Ihm entspricht der typische Tastbefund der größeren, runden, glatten, teigigen Prostata.

Veränderungen der Diameter sind auch abszeßbedingt möglich, jedoch ist diese Differentialdiagnose anamnestisch, palpatorisch und sonographisch nicht so schwierig. Bei formverändernden Zysten dagegen kann oft ausschließlich der sonographische Befund die Klärung bringen.

Durch das Einstellen bestimmter Ebenen – etwa sagittal von paramedian nach lateral hin – kann die dargestellte Prostatafigur eher rund sein, ein Befund, den immer nur der Untersucher selbst interpretieren kann.

Individuelle Varianten der Prostataform kommen erstaunlich selten vor. Sie sind durch den vorherigen Tastbefund leicht zu identifizieren, so daß sich eine echte Differentialdiagnose zum Malignom kaum ergibt.

7.2.4
Bewertung der Kriterien für die Relevanz eines Prostatakarzinoms

Der größte Teil der relevanten Prostatakarzinome hat im sonographischen Schnittbild ein morphologisches Korrelat, am auffälligsten in Form der echoarmen Läsion, sei sie separiert, multipel oder kontinuierlich den größten Teil der PZ einnehmend. Dieses Kriterium ist häufig primär so augenfällig, daß man von einer „Anhiebsdiagnose auf den 1. Blick" sprechen könnte. Oft sind auch die weiteren sonomorphologischen Zeichen eindeutig, wenn auch nicht so prädominant. Diese Kriterien ergeben zusammen mit dem Tastbefund und dem PSA-Wert eine Diagnosewahrscheinlichkeit von über 75%, wobei in allen Fällen die histologische Sicherung aus der oder den Biopsien unerläßlich bleibt. Eine Tumorvolumenbstimmung, etwa zur Klärung der Frage, ob ein Tumor relevant oder aber „unimportant" („Haustierkrebs") ist, kann sonographisch ebensowenig wie mit anderen bildgebenden Verfahren exakt erfolgen. Trotzdem dürfte der allergrößte Teil der sonographisch nachweisbaren Tumoren „relevant", d.h. behandlungsbedürftig sein (Ohori 1994). Nur selten nämlich gelingt es, ein Tumorvolumen unterhalb der als relevant geltenden Grenze von 0,5 ml sonographisch zu erfassen. Der kleinste von uns gefundene Tumor lag an der TZ-PZ-Grenze im rechten Lappen und maß nur 3×3 mm. Obwohl der erst 58jährige Patient sonst völlig gesund war, wurde wegen eines Gleason-Scores von 9 trotzdem eine radikale Prostatovesikulektomie (PVE) vorgenommen. Ob zur Klärung der Relevanz eines Tumors die sog. PSA-Dichte ein wichtiges Kriterium sein kann, mag dahinstehen; sie ist für den Einzelfall aber sicher nicht entscheidend. Die PSAD meint das Verhältnis des PSA-Wertes zum Prostatavolumen und wird in ng/ml Prostata angegeben. Als Grenzwert gelten 0,4 ng/ml, d.h. alle Werte über 0,4 ng/ml entsprechen einem relevanten Karzinom. Ein für die PSA-Höhe wichtiger Faktor, nämlich das Alter, bleibt bei diesem Quotienten allerdings unberücksichtigt.

7.3
Das Fehlen sonographischer Zeichen beim Prostatakarzinom

Nach den bisherigen Erfahrungen zeigen etwa 25% aller diagnostizierten Prostatakarzinome im sonographischen Schnittbild keine tumorverdächtige Auffälligkeit. Dafür können unterschiedliche Gründe verantwortlich sein.

Prostatakarzinome ohne erkennbare Veränderung im sonographischen Schnittbild
- Sehr kleine Läsionen in der TZ
- Kleine komprimierte Läsionen der PZ
- Der noch kleine Tumor wird von echoreicherer Struktur maskiert
- Entstehung des Karzinoms im primär echoärmeren Bereich, etwa in der Nähe muskulärer Strukturen
- Primäre Entstehung in der CZ

Etwa 20% der Prostatakarzinome entstehen in der TZ. Das sind zum Teil die sog. Incidentals (T1-Tumoren), die per Zufall histologisch in den Resektionsspänen entdeckt werden und im Verlauf nicht selten für eine Strategie des „watchful waiting" in Betracht kommen. Diese Tumoren (s. 6.4) sind richtigerweise so definiert, daß sie nicht mit bildgebenden Verfahren nachgewiesen werden können. Sie liegen unerkennbar im „Echomix" der TZ.

Auch in der PZ können Tumoren übersehen werden, z.B. wenn sie in einem Anteil der PZ entstehen, der durch einen angrenzenden Adenomknoten stärker komprimiert wird. Außerdem können andere echoreiche Strukturen, wie erwähnt, noch kleine Läsionen maskieren, ähnlich wie sie im muskulären Stroma am Blasenauslaß und im Apexbereich „getarnt" sein können. Etwa 5% aller Tumoren sollen primär in der CZ entstehen (Cochlin et al. 1994), die, von PZ und TZ komprimiert, oft kaum noch eindeutig lokalisiert werden kann. Außerdem können Tumoren der PZ auf die CZ übergreifen, so daß die Ursprünglichkeit nicht mehr sicher festzustellen ist.

Unabhängig von einem morphologischen Substrat im sonographischen Bild wird der urologische Untersucher im praktischen Fall die Indikation zur Biopsie aus dem Kontext aller übrigen Befunde stellen. Der fehlende sonographische Nachweis des Tumors, etwa bei erhöhtem PSA-Wert, ist eine der häufigsten Indikationen zur sog. Sextantenbiopsie (s. 8.4).

7.4
Der sonographische Nachweis einer Kapselüberschreitung und/oder eines Samenblasenbefalls durch das Prostatakarzinom

Für die Behandlungsstrategie ist die Kenntnis des Tumorstagings von großer Bedeutung, weil ein Kapseldurchbruch und/oder Samenblasenbefall (T3-Tumoren) die primäre Absicht einer kurativen Behandlung, etwa durch PVE, beeinträchtigen und verändern können. Die Prostatakapsel stellt eine wichtige Barriere für den Tumor dar, die offenbar länger respektiert wird. Wenig Widerstand jedoch soll der Tumorausbreitung der kaum nachweisbare Kapselanteil im Bereich der Apex prostatae entgegensetzen, was den nicht so seltenen positiven Absetzungsrand in Höhe der Urethra bei sonst völlig intakter Kapsel erklären würde.

An anderer Stelle aber muß Kapselprotuberation keineswegs gleichbedeutend mit Kapseldurchbruch sein. Erst der histologische Befund kann letztlich über einen Durchbruch in kleinerem Ausmaß Aufschluß geben. Der transrektalen Spule der Kernspintomographie („surface coil") werden wegen ihrer uneingeschränkten multiplanaren Möglichkeiten für die Darstellung des Kapseldurchbruchs div. Vorteile eingeräumt gegenüber dem TRUS. Dies ist bislang aber nur ein Eindruck, der keineswegs gesichert ist. Im Gegensatz zur sonographisch gezielten Biopsie im Verdachtsfall ist eine MRT-gesteuerte Biopsie bislang nicht etabliert.

Neben einem Kapseldurchbruch zeigt auch ein Samenblasenbefall den fortgeschrittenen Tumor an. Die Ausbreitung erfolgt vermutlich am häufigsten über den vorgezeichneten Weg des Ductus excretorius oder ejaculatorius und seltener per continuitatem. Die sonographischen Zeichen des Samenblasen-Befalls sind in Tabelle 8 aufgeführt.

Verdachtszeichen eines SB-Befalls durch ein Prostatakarzinom
- Asymmetrie der Samenblasen
- Intravesikuläre echoärmere Läsion bei gleichseitiger Läsion im Bereich der Prostatabasis
- Verlust der echodichten Fettebene zwischen Samenblase, Prostata und Harnblase („Adhäsionszeichen")
- Veränderung des konvexbogigen Winkels Samenblase/Prostata mit Verlust des Fett-„Zwickels"

Zu den wichtigsten Kriterien intakter Samenblasen gehört ihre beidseitige Symmetrie im Quer- wie im Längsbild. Eine tumorseitige grobkolbige Auftreibung bei kleinerer „normaler" kontralateraler Seite spricht deutlich für einen tumorösen Befall. Echoärmere Bezirke innerhalb der homogenen Samenblasenstruktur können auch einer Abflußbehinderung entsprechen, die ihrerseits durch eine tumoröse Okklusion oder Kompression des Ausführunsganges bedingt sein kann.

Die deutliche Fettebene zwischen Samenblase und Prostatabasis hin zur Harnblase ist im Normalfall regelmäßig nachweisbar. Ist dagegen die Samenblase in den Tumor einbezogen, „klebt" sie geradezu an der Prostata („Adhäsionszeichen"), wodurch das Fett nicht in dieser Symmetrie oder auch gar nicht mehr erkennbar ist. Die Inkompressibilität der befallenen Samenblase durch die Sonde soll Ursache für die Aufhebung des konvexbogigen Winkels an der Rückseite von Prostata und Samenblase sein, wodurch zwangsläufig der Fettzwickel als kleiner Keil wegfallen muß.

Auch zur Feststellung eines Befalls der Samenblasen durch das Prostatakarzinom kann die MRT eingesetzt werden, wenn auch auf Einzelfälle beschränkt. Pragmatischer ist die unbedingte Exploration der Samenblasen im Verlauf der TRUS-Untersuchung mit Berücksichtigung der genannten Zeichen. Sollte sich der Verdacht einer Tumorinfiltration ergeben, wäre deren gezielte Biopsierung eine Möglichkeit der Klärung (s. Kap. 10).

Trotz der hohen morphologischen Korrelation des Prostatakarzinoms im transrektalen sonographischen Schnittbild kann dieses Untersuchungsverfahren nicht als generelle Screeningsmöglichkeit, etwa im Rahmen einer gesetzlichen Vorsorgeuntersuchung, angesehen werden. Der personelle und zeitliche Aufwand von – unerläßlich – erfahrenen Untersuchern wäre viel zu groß. Weiterhin wären die histologischen Untersuchungen der zahllosen Biopsien, die sich ergeben würden, auch aus Kostengründen nicht durchführbar. Die Indikation zum TRUS und ggf. Biopsie bei entsprechender Fragestellung ergibt sich zwangsläufig für selektionierte Patienten, die einen auffälligen Tastbefund und/oder einen grenzwertigen oder erhöhten PSA-Wert, ggf. auch in der Kontrolle, haben. Zusätzlich kann seit jüngster Zeit der Quotient des freien zum gebundenen PSH die Biopsieindikation beeinflussen.

Die echoarme Läsion

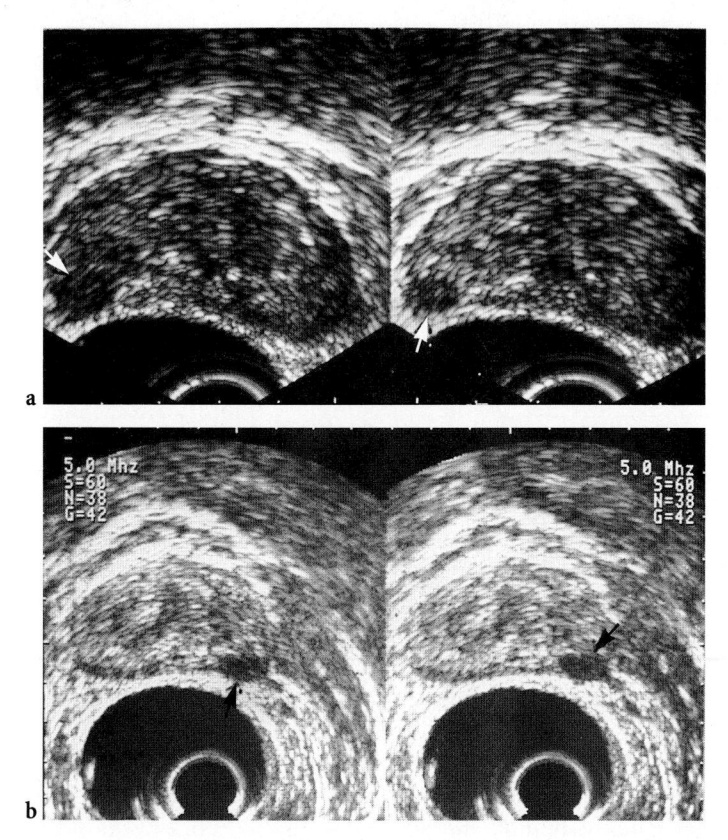

Abb. 7.1 a, b. Echoärmere Aussparung (*Pfeile*) im rechten (**a**) und linken (**b**) Lappen der Prostata in TS. Dies war 1984 die 1. überzeugende sonographische Visualisierung einer rektal palpierten Induration. Die Wasservorlaufstrecke, die die Rektumwand komprimiert, ermöglichte diese Differenzierung mit einer 5-MHz-Sonde. Die Entwicklung einer 7,5-MHz-Sonde mit exakter biplanarer Umschaltmöglichkeit brachte 1989 den Durchbruch für eine vollständige Durchmusterung der gesamten Prostata und ihrer Umgebung in allen Ebenen

Abb. 7.2. Das typische sonographische Kriterium des PC: zirkumskripte echoarme Läsion in der PZ (*Pfeil*), hier des rechten Prostatalappens. Man tastet eine kleine rechts-paramediane Induration

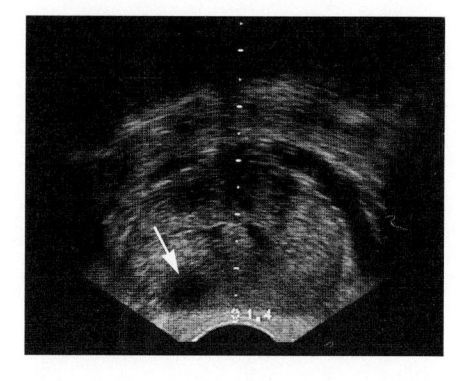

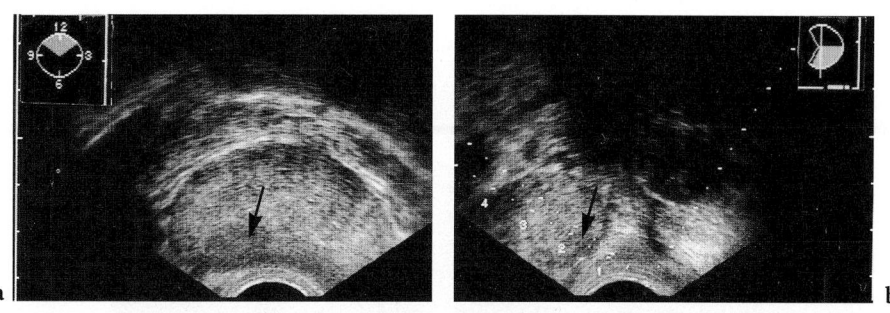

Abb. 7.3 a, b. Im TS (**a**) größere, echoarme Aussparung (*Pfeile*) in der PZ des rechten Lappens. Das Korrelat im SS (**b**) mit den Punktionskoordinaten wirkt eher klein, aber dennoch eindeutig; kein auffälliger Tastbefund. PSA 30 ng/ml, T2a G2-Karzinom

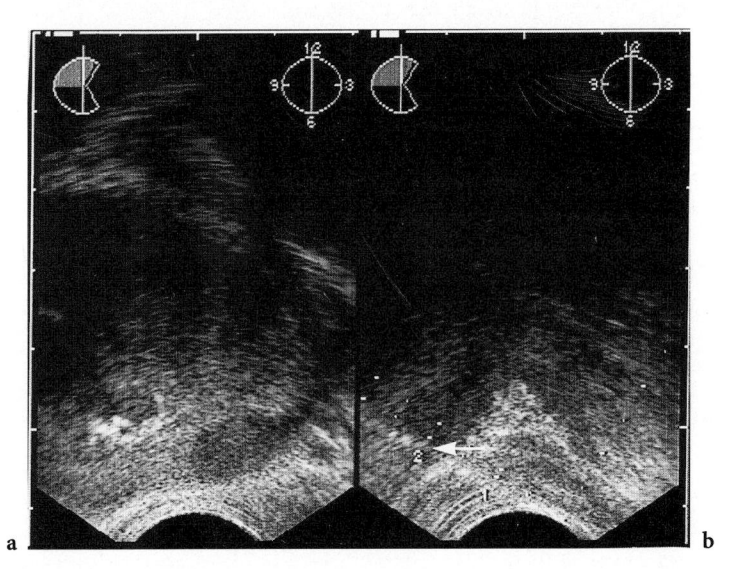

Abb. 7.4 a, b. Ca. 1 cm tiefe echoarme Aussparung in der PZ im SS (**a**), in **b** mit randständigem Biopsienadelreflex an der kaudalen Grenze des Tumors (*Pfeil*). T2-Karzinom

68　KAPITEL 7　**Das Prostatakarzinom im transrektalen sonographischen Schnittbild**

Abb. 7.7. a Mehrere echoarme Aussparungen (*Pfeile*) mit offensichtlicher Infiltration, auch der TZ. **b** Im TS, etwas kaudal von **a**, liegt ganz randständig eine Aussparung (*Pfeile*). Im SS (**c**) wird sie entsprechend der Cursor-Linien punktiert. **d** Durch die Punktion (Cursor-Linien) kann geklärt werden, ob auch die Samenblasen infiltriert sind

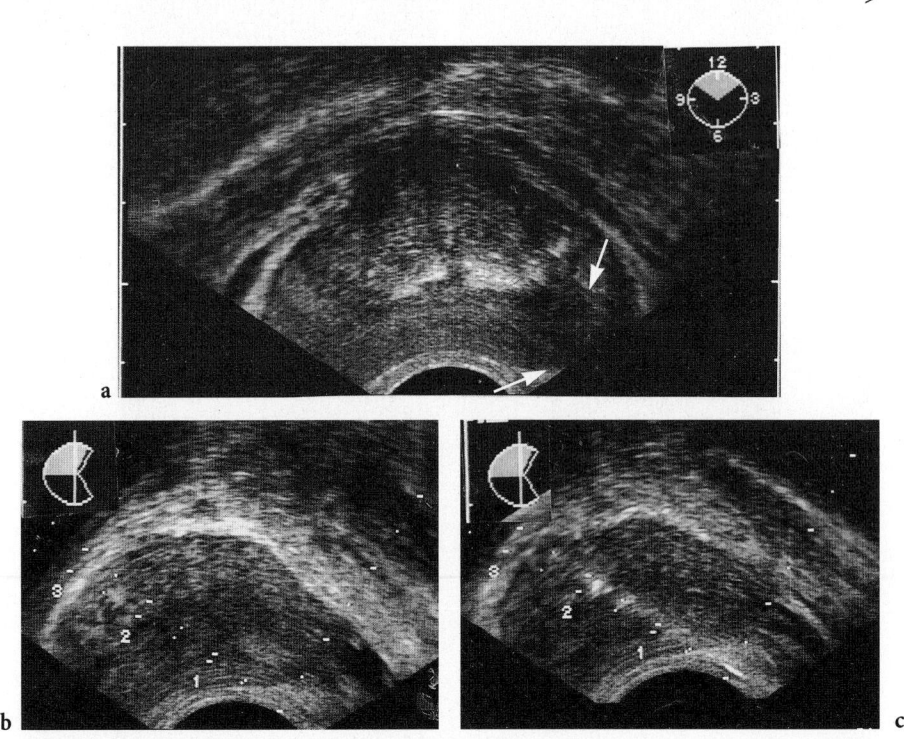

→

Abb. 7.5. a Im Vergleich zur normalen rechten Seite unverkennbarer großer Herd (*Pfeile*) im linken Anteil der PZ. Korrelat dazu im SS (**b**), aus dem exakt die Biopsie (**c**, Nadelreflex) entnommen wird. PC „auf den 1. Blick". 57jähriger Patient mit palpatorisch prominenter Kontur links, aber einem PSA-Wert von 4,9 ng/ml

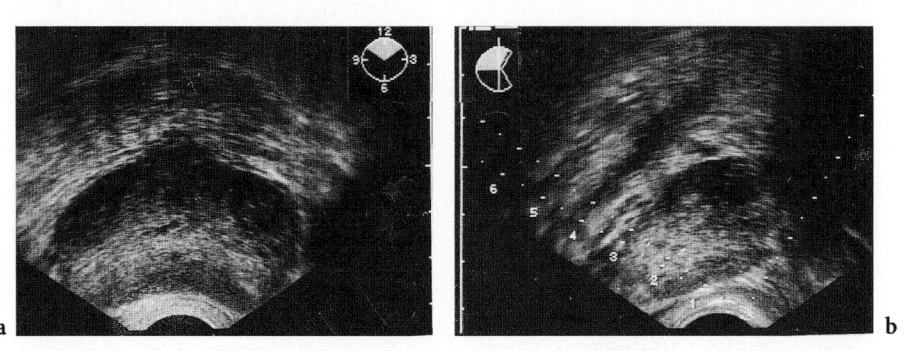

Abb. 7.6 a, b. Im TS (**a**) typische echoarme Strukturierung der PZ, jedoch nur eine schmale Schicht im SS (**b**). In der Biopsie G2-Karzinom, im Gesamtpräparat der Prostata T2c G2-Tumor

Bildteil 69

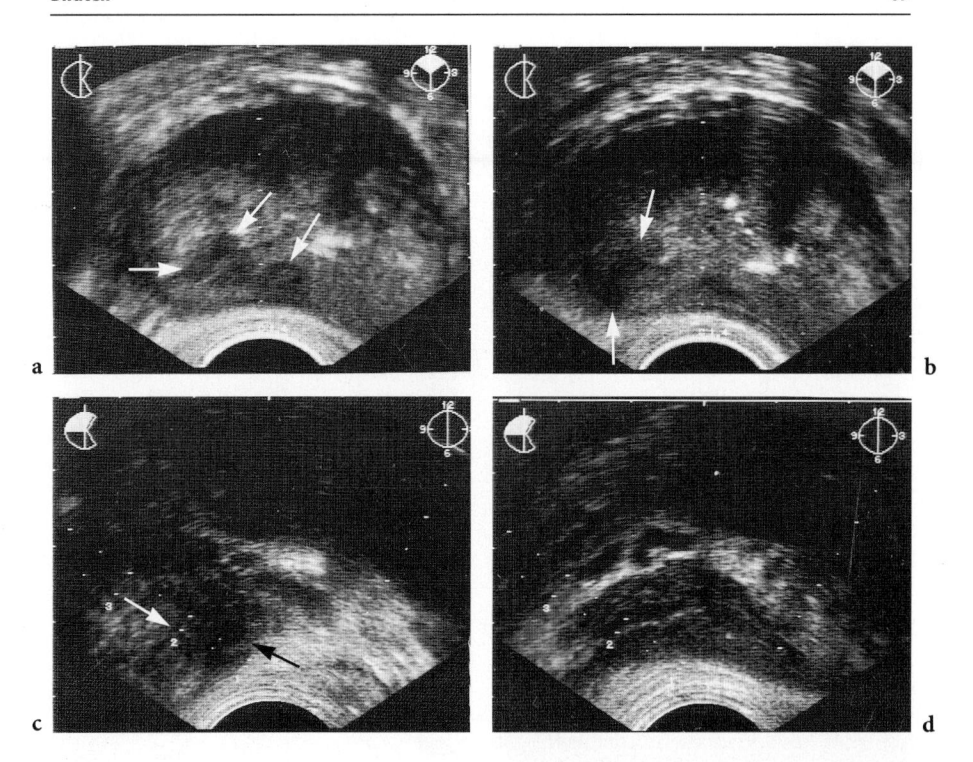

Abb. 7.8 a–c. PC „auf den 1. Blick". Die klassischen sonographischen Zeichen des PC sind erfüllt: Die ganze PZ ist von der echoarmen Läsion durchsetzt und dadurch nicht mehr abgrenzbar (**a**). Es liegt ein großes Tumorvolumen vor, denn auch im SS (**b**) breitet sich die Tumormasse von apikal nach basal aus. Die histologische Sicherung durch eine Biopsie ist dennoch unerläßlich. **c** Nadelreflex durch die Tumormasse

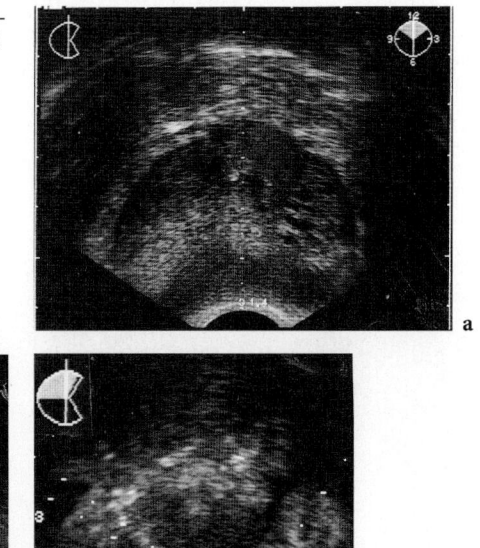

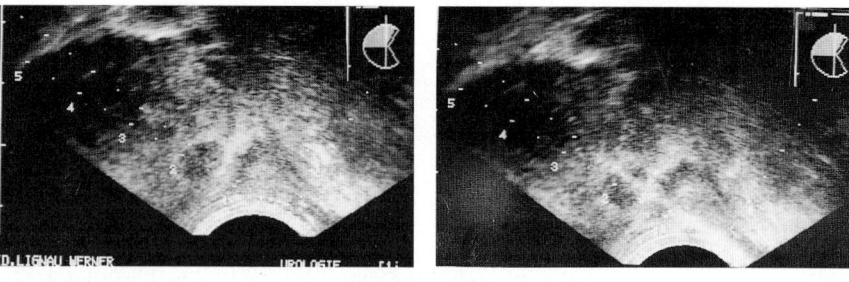

Abb. 7.9 a, b. SS: Kleine echoarme Aussparung in der PZ des linken Lappens. Die Biopsiekoordinaten sind eingespielt (**a**), der Nadelreflex durchsetzt genau die Läsion (**b**)

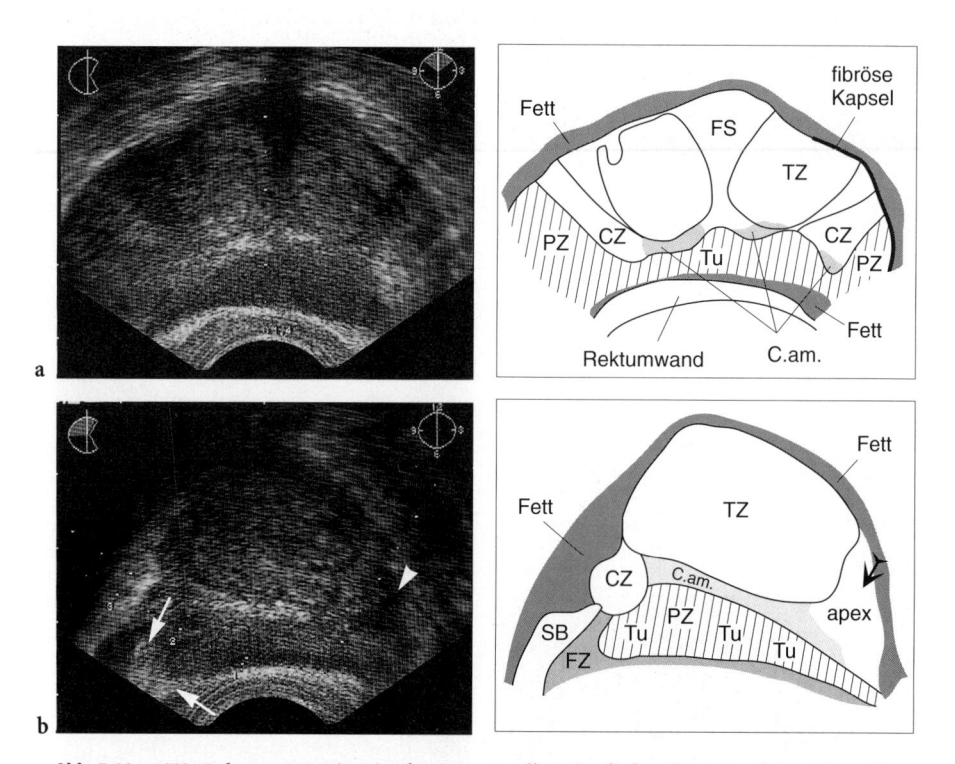

Abb. 7.10. a TS: Echoarme Läsion in der PZ, vor allem im linken Lappen abgrenzbar. Ganz rechts ist noch normales PZ-Gewebe erhalten. Gut erkennbar ist das Fettgewebe zwischen Rektum und Prostata und der „Fettzwickel" (*Pfeile*) zwischen Samenblase und Prostata im SS (**b**). Beachte die typische echoarme Region im Bereich der Apex (*Pfeilspitze*). Der Palpationsbefund entspricht einer gut mittelgroßen, teigigen, glatten, nichtsuspekten (!) Prostata

Abb. 7.11. PC „auf den 1. Blick". Die stark echoarme Struktur nimmt die gesamte PZ ein, hat aber in diesem Schnitt die Kapsel nirgends vorgewölbt

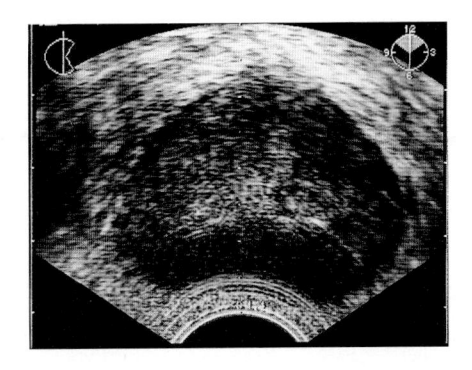

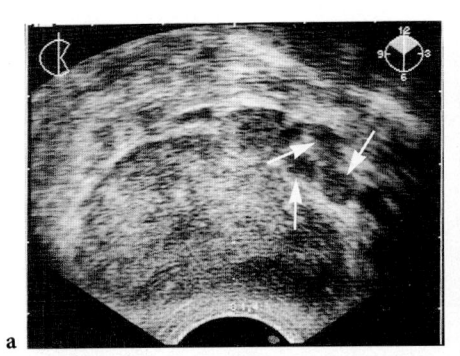

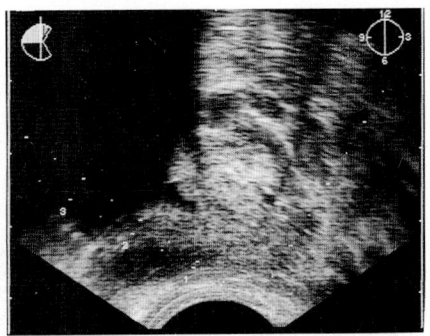

Abb. 7.12a, b. PC „auf den 1. Blick". **a** TS: Die echoarme Läsion breitet sich vor allem im linken Lappen aus. Außerhalb der Faszien-Fett-Grenze der Prostata mögliche Thromben in Venen des Plexus Santorini (*Pfeile*). **b** Im SS wirkt die Tumormasse eher geringer, aber dennoch sehr eindeutig

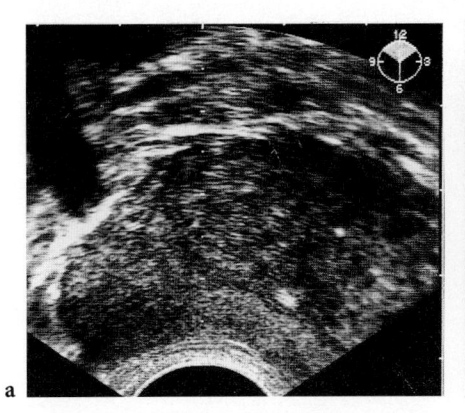

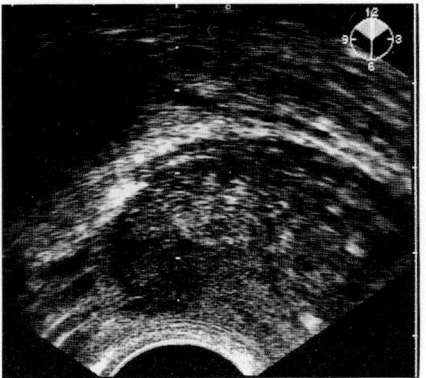

Abb. 7.13. a Rechts-randständige Masse im TS mit podienartiger Ausbreitung in die Umgebung. **b** In einer weiter nach lateral gelegten Ebene zeigt sich die Masse noch deutlicher

Abb. 7.14. PC „auf den 1. Blick". Multilokuläres PC, das die Architektur des Schnittbildes aufgehoben hat und sich auch in die TZ hinein entwickelt

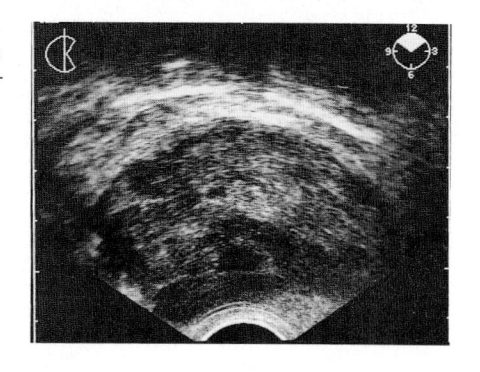

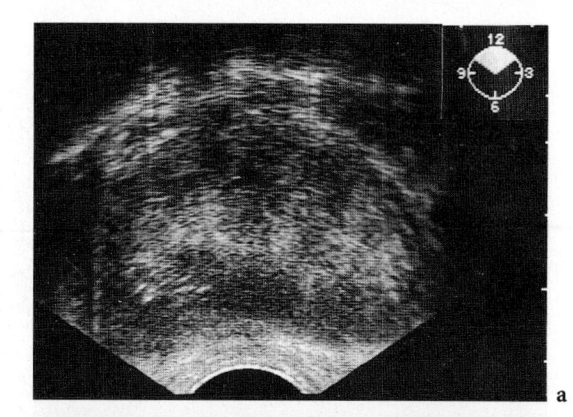

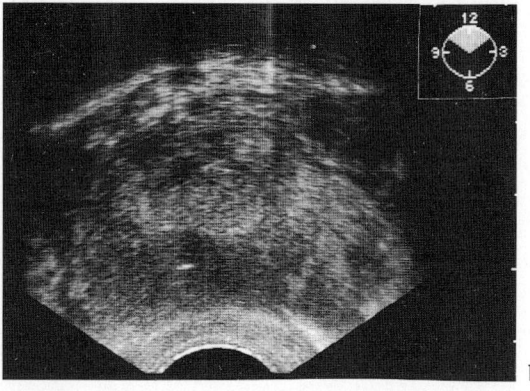

Abb. 7.15 a–c. PC „auf den 1. Blick". Die PZ wird basal (**a**), im mittleren Teil (**b**) und im apikalen Schnitt (**c**) durchgehend von der echoarmen Struktur eingenommen. Apikal wird die Kapsel überschritten. 49jähriger Patient mit auch palpatorisch suspektem Befund

Bildteil

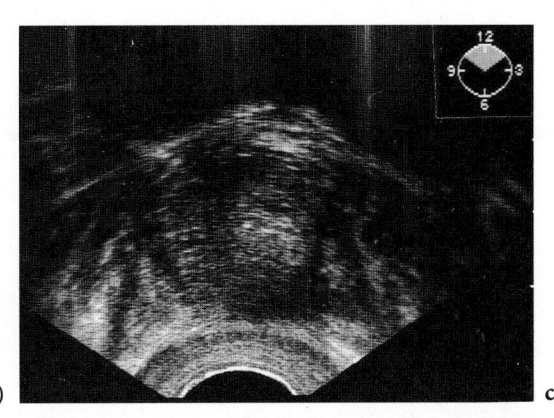

Abb. 7.15 (*Forts.*) c

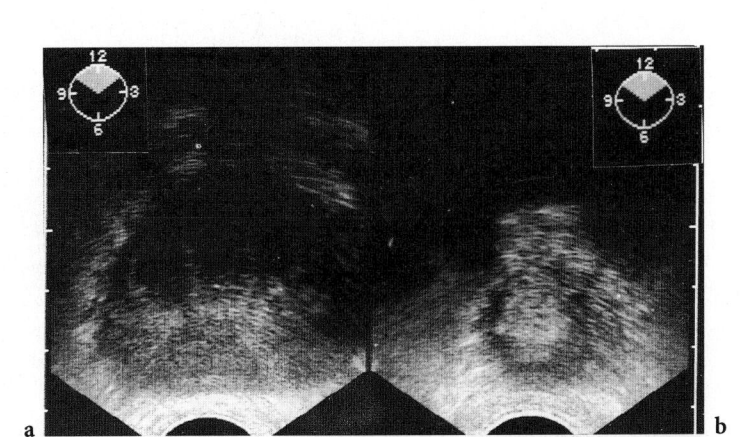

Abb. 7.16 a–c. Fortgeschrittene Prostatakarzinome bei noch in etwa erhaltener Form der Prostata: Das PC nimmt die ganze PZ ein (**a**) und absorbiert fast die gesamte Schallenergie. Der Apexbereich wird von der echoarmen Läsion geradezu umgeben (**b**). In **c** erfaßt die Tumormasse die gesamte PZ und infiltriert den größten Teil des ganzen linken Lappens (*Pfeile*)

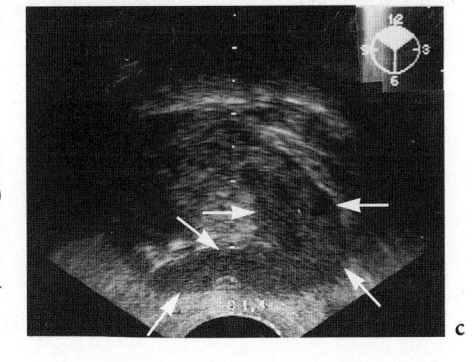

Die irreguläre Kontur

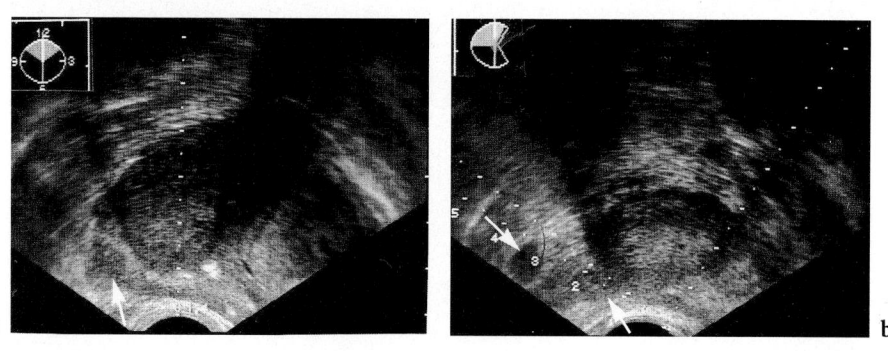

Abb. 7.17. a TS: Randständige, rundliche Aussparung (*Pfeil*), die die Kontur deutlich auftreibt und vorwölbt. **b** Im SS stellt sich heraus, daß 2 Herde (*Pfeile*) hintereinanderliegen, die entlang der Cursor-Linien punktiert werden

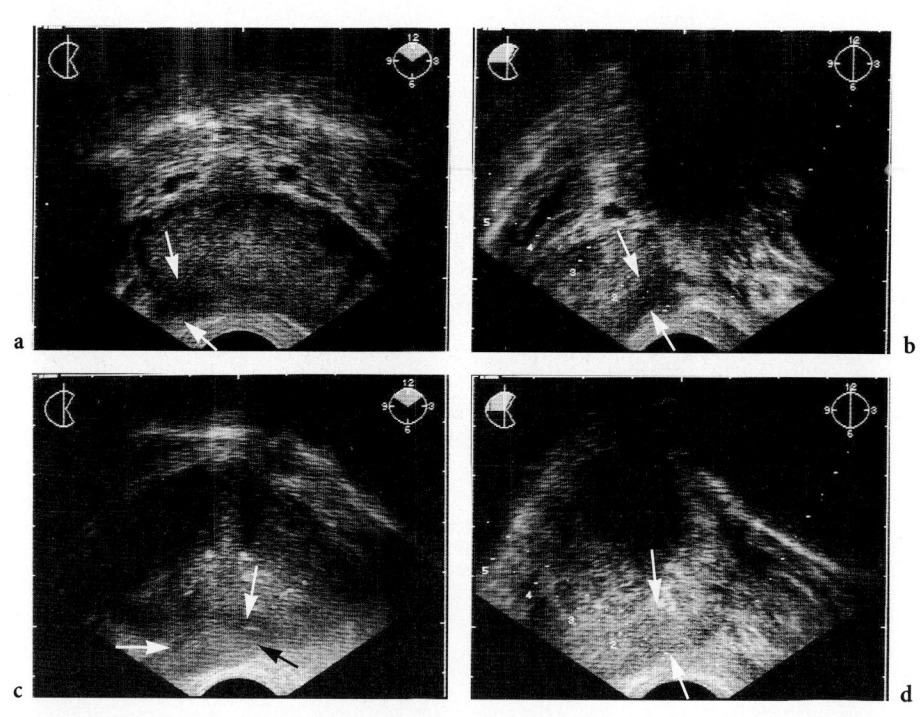

Abb. 7.18 a–d. Ein an sich typisches Prostatakarzinom kann sich sonographisch ganz unterschiedlich darstellen. **a, b** Typische echoarme Läsion (*Pfeile*) in der PZ des rechten Lappens mit Vorwölbung der Kontur im TS und SS. Der Cursor (**b**) durchsetzt den Herd für die Biopsie. Oberhalb der tumorösen Kapselvorwölbung (**a**) erkennt man das NV-Bündel. **c, d** Nahe zum rechten Lappen hin liegt eine kompakte, etwas echoreduzierte Masse, die bereits die Rektumwand stark komprimiert hat (**c**). Das Korrelat im SS (**d**) ist erkennbar, aber nicht so auffällig. Palpatorisch tastet man bei beiden Patienten eine rechts-paramediane, apexnahe Induration

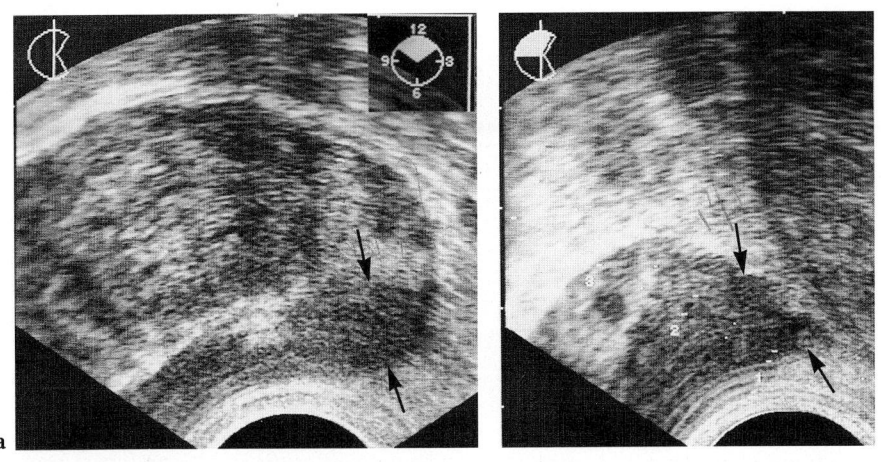

Abb. 7.19a, b. Grobe Strukturierung in beiden Schnittebenen TS (**a**) und SS (**b**). Deutliche Echoreduktion links randständig (*Pfeile*) in der PZ mit etwas kolbiger Auftreibung und unruhiger Kontur im SS (**b**). Die Biopsie sichert den Verdacht: G2-Karzinom. Normaler Tastbefund, grenzwertiger PSA-Wert

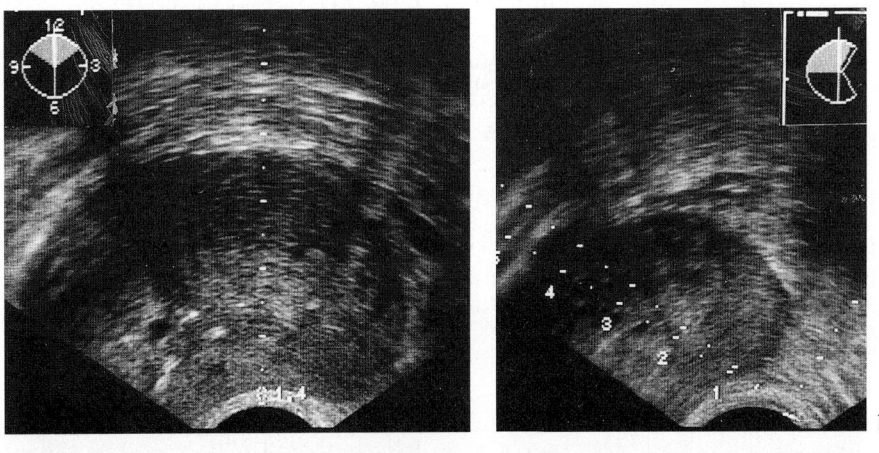

Abb. 7.20. a TS: Die zart angedeutete echoärmere, rundliche Aussparung im Randbereich links macht die Kontur hier klobig-kolbig. **b** Diese Auftreibung kommt im SS nicht so gut zur Darstellung. Histologie: T1 G1-Karzinom der Prostata bei 60jährigem Patienten. PSA-Wert 6 ng/ml

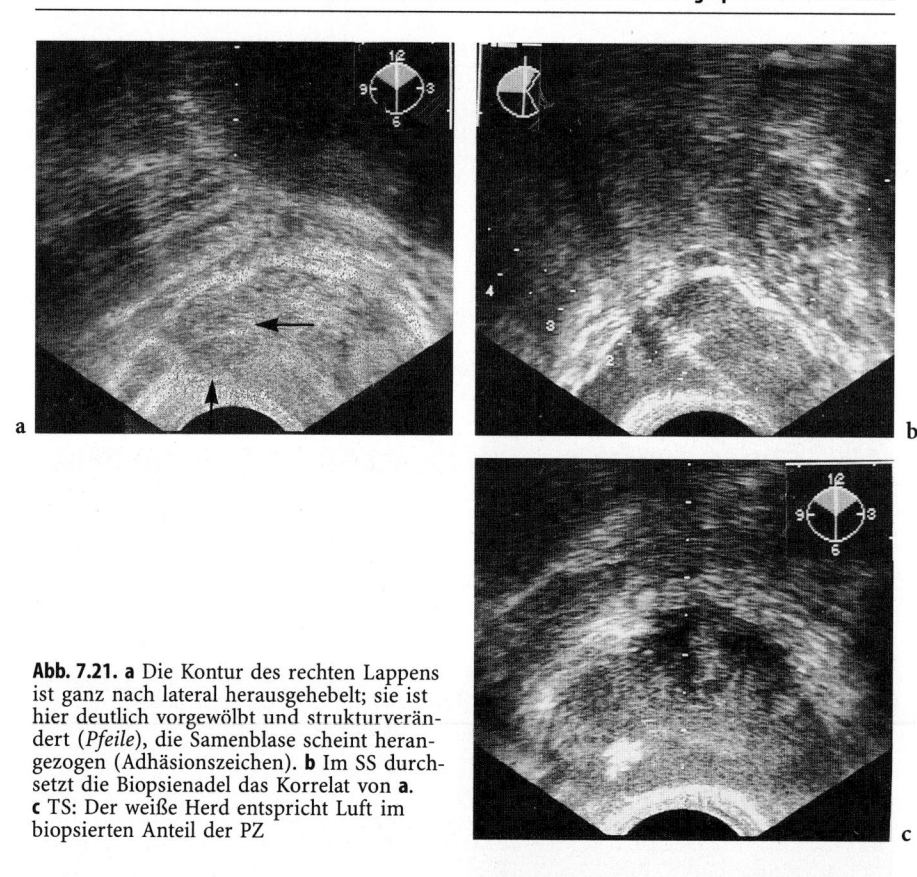

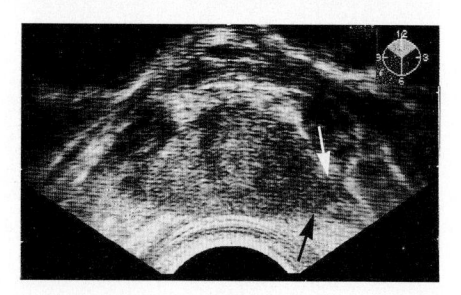

Abb. 7.21. a Die Kontur des rechten Lappens ist ganz nach lateral herausgehebelt; sie ist hier deutlich vorgewölbt und strukturverändert (*Pfeile*), die Samenblase scheint herangezogen (Adhäsionszeichen). **b** Im SS durchsetzt die Biopsienadel das Korrelat von **a**. **c** TS: Der weiße Herd entspricht Luft im biopsierten Anteil der PZ

Abb. 7.22. Die linksseitig im Vergleich zu rechts stark echoärmere Strukturierung fällt auch ohne Kenntnis des suspekten Tastbefundes auf. Man ahnt geradezu, wie sich das Karzinom infiltrierend ausbreitet und bereits die Kapsel überschritten hat (*Pfeile*). Das rechte NV-Bündel ist angedeutet, linksseitig sicher in den Tumor einbezogen. Verdachtsdiagnose: kapselüberschreitendes T3-Karzinom der Prostata

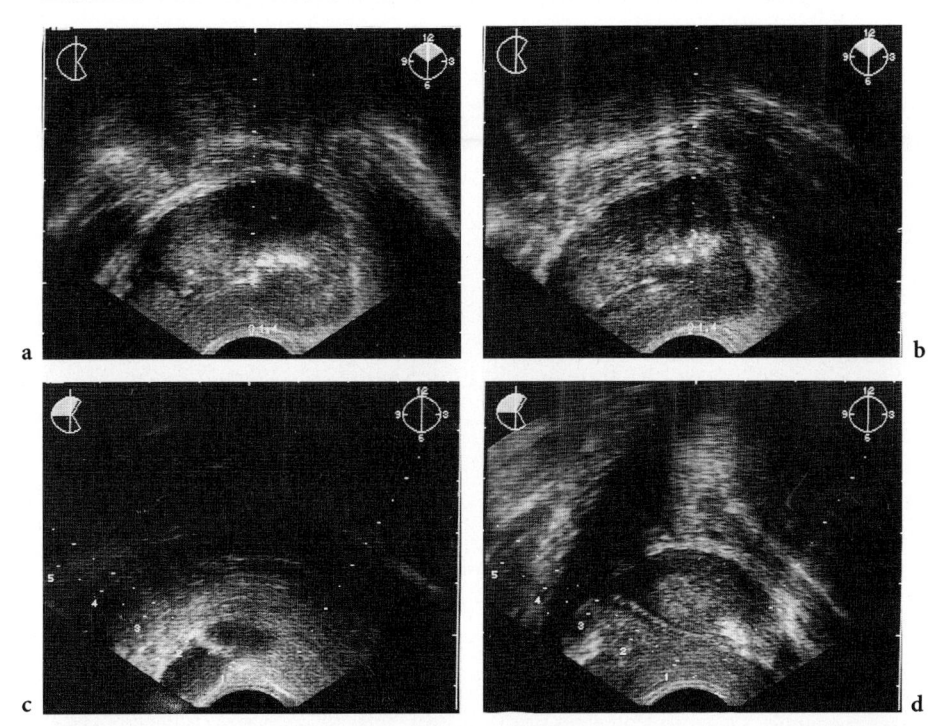

Abb. 7.23. a TS: Verbreiterung der PZ, vor allem nach links hin. **b** TS: Weiter kaudal fällt zusätzlich die starke Abplattung der ganzen linken Kontur auf. Erst im SS (**c**) aber zeigt sich, daß die palpierte „Leiste" im linken Lappenbereich dem dann histologisch nachgewiesenen Tumorgewebe entspricht. **d** Im medianen SS ist die Prostata mit der Harnröhre bis zum Colliculus gänzlich unauffällig. Palpation: Steile, längsverlaufende Leiste im linken Seitenlappen bei sonst wenig suspekter Prostata, aber PSA 100 ng/ml

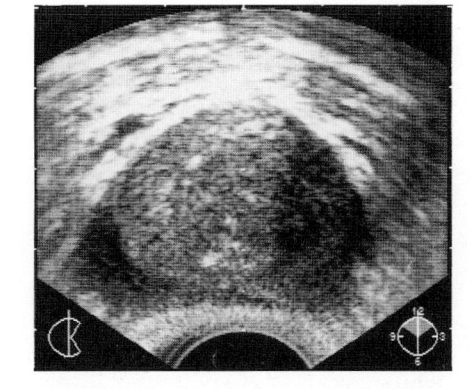

Abb. 7.24. TS: PC „auf den 1. Blick". Die echoarme Struktur infiltriert die PZ des rechten Lappens und links zusätzlich einen Großteil der TZ. Beachte auch die unruhige Kapselkontur rechts, stärker noch links

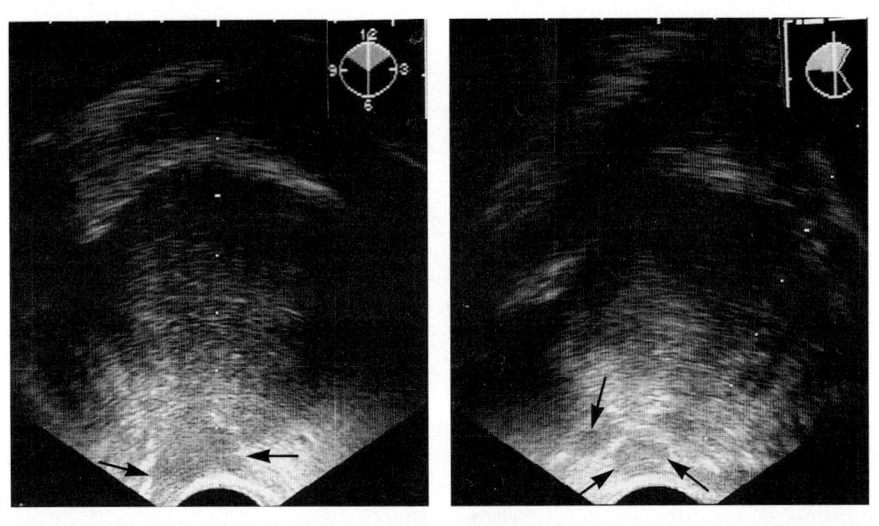

Abb. 7.25 a, b. Die Architektur des Prostataschnittbildes ist völlig aufgehoben, ebenso die Kontur. Man tastet rektal ein „Gebirge". Sonographisch zeigt sich aber der seltene Befund, daß das PC massiv in die Rektumwand (*Pfeile*) einwächst, so daß die Grenze zur Sonde fast aufgehoben erscheint. **a** TS, **b** SS

Organverformung

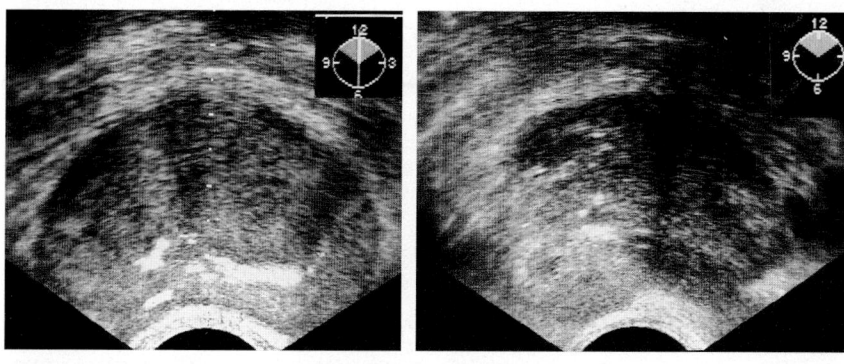

Abb. 7.26 a, b. Vergleich einer normalen (**a**) mit einer tumorösen, völlig zerstörten (**b**) Prostataform in TS. In **a** ist die Konturierung eindeutig glatt, dichte C. am.-Formationen unterstreichen die PZ-TZ-Grenze bei deutlichem Adenom in der TZ. In **b** kann die rechte Kontur nicht umfahren werden, die Rektumwand erscheint in die hier echodichtere Tumormasse einbezogen. Links ist die Kontur abgeplattet. Eine Zonendifferenzierung ist nicht mehr möglich. Diagnose: In 3 Jahren hormontaub gewordenes Prostatakarzinom

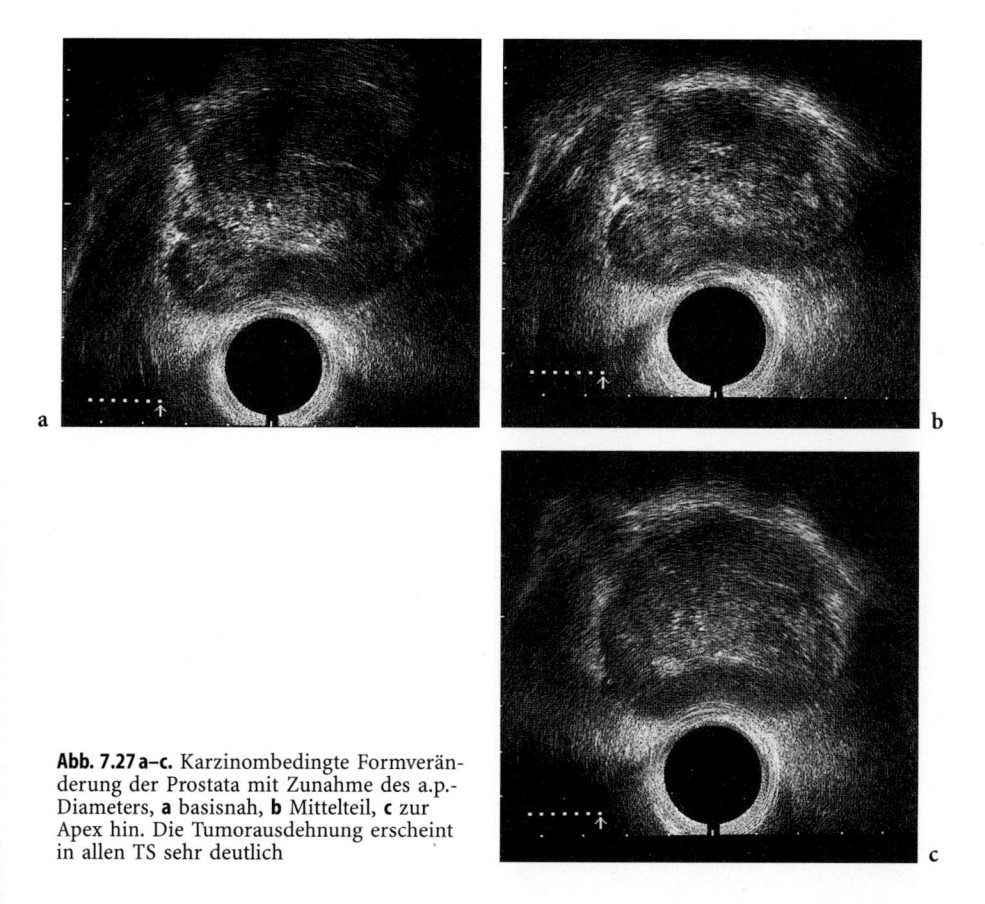

Abb. 7.27 a–c. Karzinombedingte Formveränderung der Prostata mit Zunahme des a.p.-Diameters, **a** basisnah, **b** Mittelteil, **c** zur Apex hin. Die Tumorausdehnung erscheint in allen TS sehr deutlich

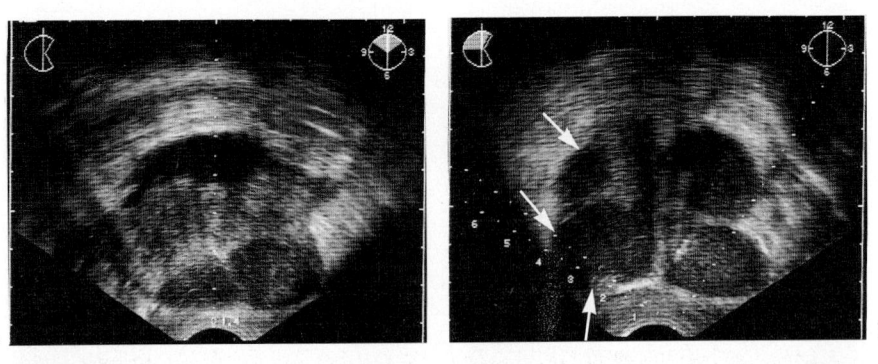

Abb. 7.28 a, b. Die deutliche Rf entwickelt sich in der ganzen PZ, besonders aber im linken Lappen (**a**), und bewirkt eine monströse Auftreibung der linken Samenblase (**b**, *Pfeile*). **a** TS, **b** SS

Abb. 7.29 a–f. Chronologie eines PC-Verlaufs bei Behandlung durch Hormonentzug (1 Jahr RH-LH-Analoga, danach Orchiektomie). **a** Primärbefund 5/89 bei 80jährigem Patienten: Rechtsseitiges Ausladen der entformten Prostata mit klobiger linksseitiger Randbegrenzung. **b** 12/89: Der Tumor scheint wegzuschmelzen unter dem Hormonentzug. **c** 2/94): Der Tumor wächst neuerlich in die ursprüngliche Richtung. **d** 5/94: Der Tumor zeigt den kolbigen linken Lappen, fast wie im Primärbefund. Rasante Zunahme des lokalen Wachstums über 6/94 (**e**) nach 12/94 (**f**). Keine bisher nachweisbaren Fernmetastasen. PSA 70 ng/ml. Beachte die Einbeziehung der Rektumwand in die Tumormasse von Anfang an. 6/95: mechanischer Ileus. Der Patient lebt mit Anus praeter, bds. Harnleiterschienen und Blasenkatheter ohne Schmerzen

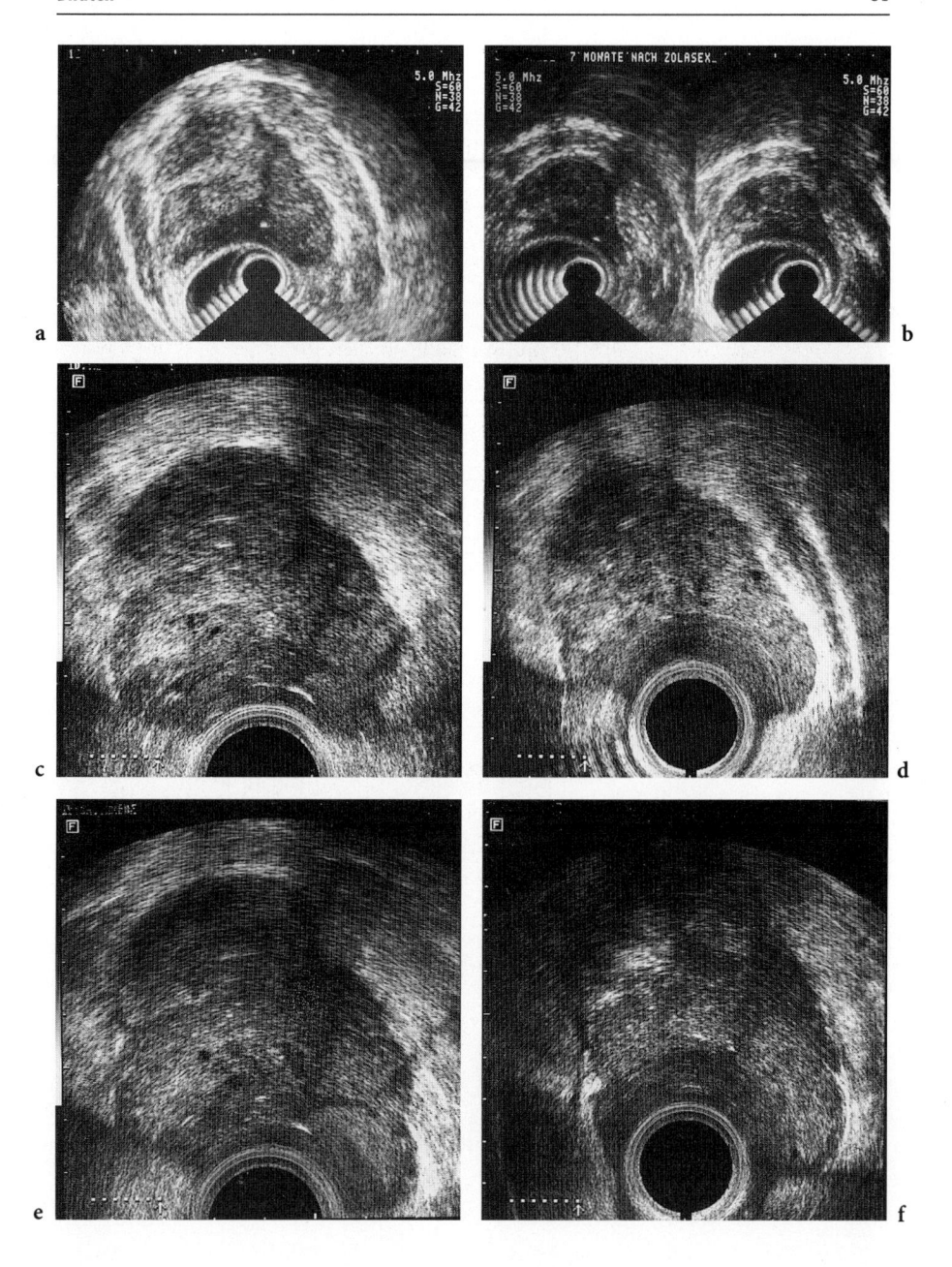

KAPITEL 7 Das Prostatakarzinom im transrektalen sonographischen Schnittbild

Zur Frage des Samenblasenbefalls

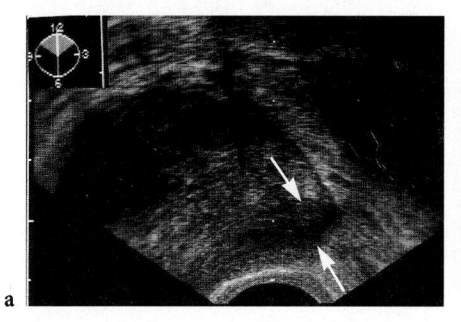

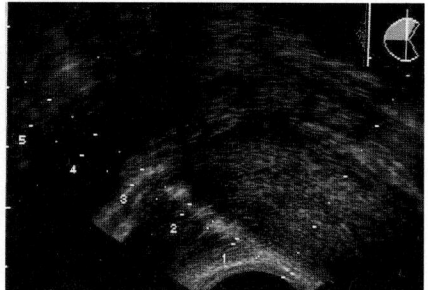

Abb. 7.30. a Die links randständige echoarme Läsion (*Pfeile*) entspricht dem auffälligen Tastbefund im linken Lappen bei einem PSA-Wert von 20 ng/ml. **b** Noch deutlicher wird die Läsion im SS. Hier wird die Biopsie entnommen (Nadelreflex). **c** Im paramedianen SS scheint die echoarme Läsion kontinuierlich in die Samenblase überzugehen, so daß auch aus der SB eine Biopsie entnommen wird (Cursor-Linien)

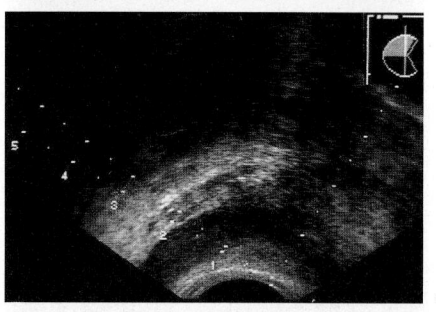

Abb. 7.31. a Die PZ im TS wirkt stark inhomogen, schlecht abgegrenzt und sehr kompakt. **b** Die linke Samenblase im TS zeigt ein ähnlich dichtes Strukturmuster wie die PZ. **c** Der Eindruck bestätigt sich im SS. Die Linien zur Biopsie sind hindurchgelegt

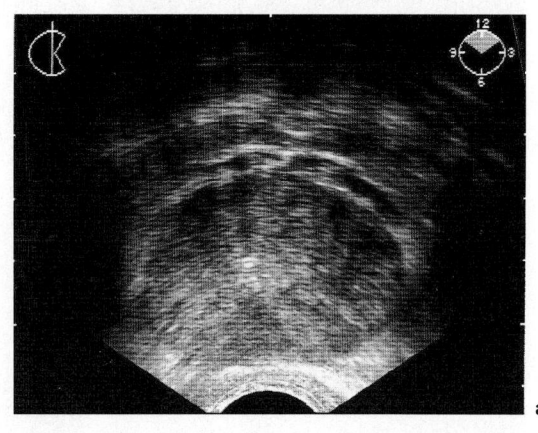

Bildteil

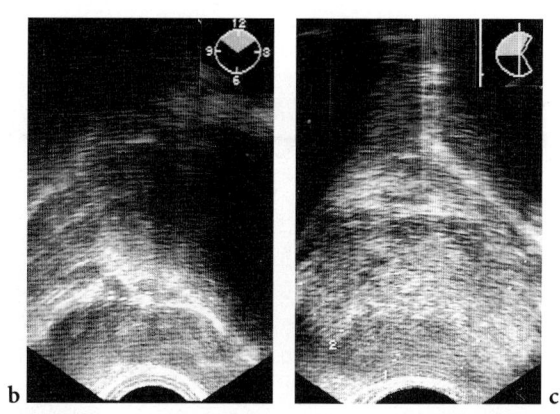

Abb. 7.31 (*Forts.*) **b** **c**

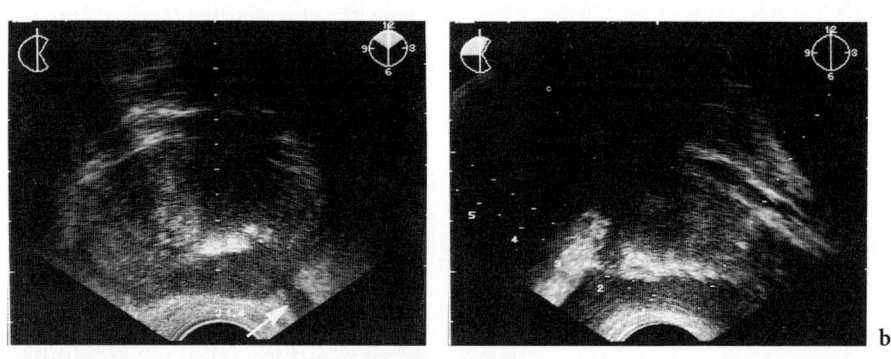

Abb. 7.32 a, b. Die PZ (**a**) zeigt eindeutig die Kriterien des PC im linken Lappen, anschließend histologische Sicherung. Ob aber die herangezogene Samenblase betroffen ist, kann nur durch die Biopsie im SS (**b**) geklärt werden: keine Tumorzellen im Samenblasenpunktat

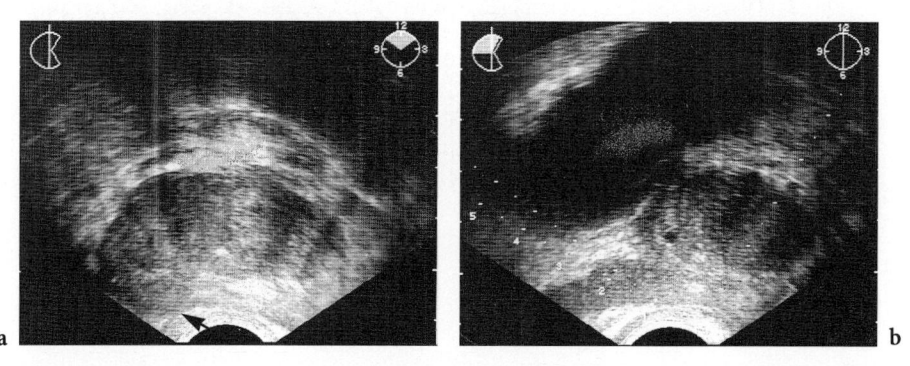

Abb. 7.33 a, b. Zeichen einer Samenblaseninfiltration. **a** TS: Erst im 2. Zusehen erkennt man die fragliche Läsion (*Pfeil*) im rechten Lappen. **b** Im SS aber fallen das Adhäsionszeichen und der verstrichene Prostata-Samenblasen-Winkel auf. Diese Befunde, die einer Samenblaseninfiltration entsprechen können, erfordern die Biopsie auch aus der SB

Prostatakapselkarzinom

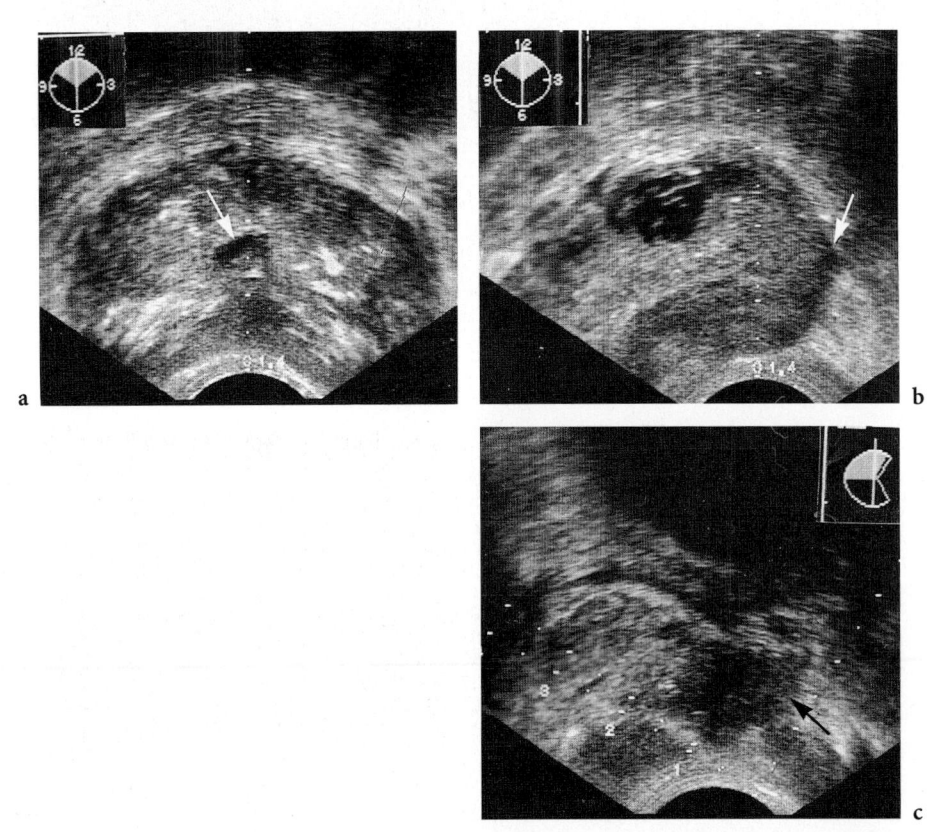

Abb. 7.34 a–c. Zustand nach Resektion eines Prostataadenoms 14 Jahre zuvor. Jetzt: palpatorisch schlecht abgrenzbare, steinharte, hochsuspekte Prostatakapsel. PSA 0,29 ng/ml. Nebenbefund: chronisch lymphatische Leukämie. **a** TS: Keine sichere zonale Abgrenzbarkeit. Mix von hyper- und hypoechogenen Arealen. Im Zentrum Restloge (*Pfeil*) nach TUR. **b** TS: Linke Begrenzung herausgedreht: höchst inhomogene, aber glatt konturierte Organgrenze mit angeschnittenem NV-Bündel (*Pfeil*). **c** Im SS ändert sich der Eindruck von **b**. Mögliche echoarme Aussparung und sehr klobig herangezogene Samenblase (*Pfeil*). Echolinie im Biopsiekanal. Histologie: tumorfreies Prostatagewebe

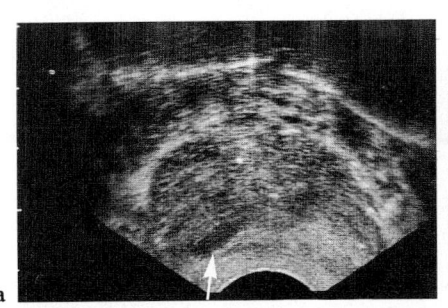

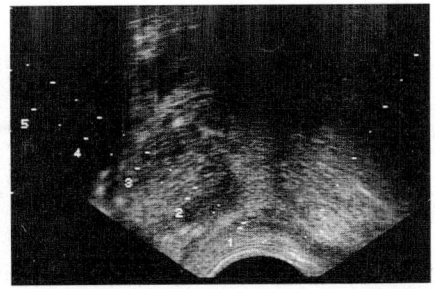

Abb. 7.35 a, b. Echoarme Aussparung (*Pfeil*) im TS (**a**) und im SS (**b**) im rechten Anteil der Prostatakapsel nach Adenomektomie 3 Jahre zuvor. Die zonale Zuordnung ist nach Operationen nicht mehr eindeutig. Bei palpatorisch leicht narbiger Kontur und PSA von 6,5 ng/ml kann nur die Biopsie entscheiden. Histologie: Prostatahyperplasie

Abb. 7.36. SS: 15 Jahre nach TUR-P erkennt man die in die CZ der Prostata eingelassene trichterförmige Loge. Die randständige PZ wirkt kaudal inhomogen und basal echoarm in breiter Ausdehnung (*Pfeile*), entsprechend einer palpatorisch unruhigen, narbigen Kapselkontur. PSA 22 ng/ml. Histologie der Biopsie: G2-Karzinomzellen. Histologie des Kapselpräparates: T2a G2-Kazinom der Prostata

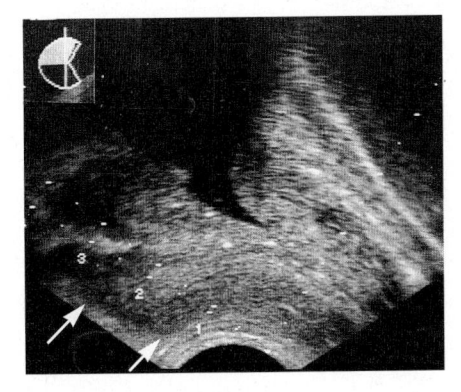

KAPITEL 8

Die ultraschallgeführte transrektale Biopsie der Prostata

8.1 Allgemeines

Einer der wichtigsten Gründe für die starke Zunahme der Bedeutung des TRUS für die Diagnostik des Prostatakarzinoms ist ohne Zweifel die Möglichkeit, die Biopsierung im gleichen Arbeitsgang wie die prostatasonographische Untersuchung vorzunehmen. Die Histologie klärt den Befund definitiv und läßt so meistens eine sichere Diagnose stellen, im seltenen Zweifelsfall durch Wiederholung oder Verlaufskontrollen. Die sichere Biopsie ist erst möglich geworden, seit die sagittale Ebene direkt eingespielt werden kann, ohne daß das im TS auffällige Areal aus der eingestellten Ebene herausspringt. Diese Möglichkeit garantiert, daß man den fraglichen Prozeß zweidimensional beurteilen und in Längsrichtung punktieren kann. Dadurch ist gewährleistet, daß in jedem Fall der biopsierte Bereich ausreichend in der Probe repräsentiert ist. Die Probe kann man an dem einen oder anderen Ende leicht anfärben, was die Orientierung über den Verlauf des Biopsiekanals erleichtert.

Die einfache Technik und die geringe Belästigung des Patienten bei einer vertretbaren Komplikationsrate sind weitere Gründe für die schnelle Verbreitung dieser ambulant durchführbaren wichtigen diagnostischen Maßnahme. Das eine hängt eng mit dem anderen zusammen: Die von der Industrie entwickelten Schnellfederpistolen, die inzwischen in verschiedenen Varianten zur Verfügung stehen, ermöglichen eine anästhesiefreie, fast schmerzlose Punktion. Mit Hilfe der Nutenbiopsiekanülen lassen sich regelmäßig histologisch gut beurteilbare Gewebszylinder gewinnen. Die Kanülen sind nur noch halb so stark oder noch kleiner im Durchmesser als die früher benutzten True-cut-Stanzen, nämlich 0,9–1,2 mm vs. 2,4 mm. Auch deswegen mag man nicht mehr den grob klingenden Ausdruck Stanzbiopsie gebrauchen, sondern lieber die Termini „Probeentnahme" oder „Biopsie aus der Prostata".

8.2
Transrektale versus perineale Biopsie

Komplikationen der transrektalen Biopsie
- Fieber bis zur Sepsis
- Blutungen (Rektum, Blase, Samenwege)
- Ggf. leichte lokale Schmerzen
- Dysurie

Die transrektale Biopsie hat wichtige Vorteile, aber auch Nachteile gegenüber dem perinealen Zugang, den man aus mikrobiologischer Sicht eher favorisieren würde. Durch Arretierung der Nadelführung auf dem Sondenschaft ist bei der transrektalen Applikation die Zielgenauigkeit exakt, außerdem befindet man sich in unmittelbarer Nähe zum Punktionsort. Weiter erübrigt sich transrektal die Lokalanästhesie, die perineal auch bei einem Kanülendurchmesser von 1,2 mm unerläßlich ist. Nachteilig dagegen ist die obligate Keimverschleppung aus dem Rektum in die Prostata oder Samenblase, weiterhin die Perforation der Rektumwand und schließlich die mögliche Blutung aus Venen der Rektumschleimhaut. Trifft man aber peinlich genau und kompromißlos alle zur Komplikationsprophylaxe notwendigen Vorkehrungen, bleibt die Rate der möglichen Komplikationen nach der transrektalen Biopsie vertretbar:

Komplikationsvorbeugung bei transrektaler Biopsie
- Genaue schriftliche und mündliche Aufklärung
- Anamnese: Blutungsneigung, Antikoagulanzien, Aggregationshemmer
- Leeres distales Rektum, möglichst auch Ampulle
- Breitbandantibiotika vor der Biopsie und danach für 2-3 Tage weiter; unmittelbar nach Entfernung der Sonde 1 Supp. Metronidazol
- Abschließender Hinweis auf mögliches Blut im Stuhl, Urin und Sperma
- Kontakt zum überweisenden Arzt
- Möglichkeit jederzeitiger stationärer Aufnahme

Sind diese Voraussetzungen gegeben, kann die transrektale Biopsie durchaus ambulant in Praxis oder Klinik erfolgen – zumindest ist das unser Eindruck nach über 1800 Biopsien in den letzten 5 Jahren.

8.3
Die Durchführung der transrektalen Biopsie

Die Vorbereitung der Sonde zur Biopsierung im gleichen Arbeitsgang ist im Kap. 2 beschrieben. Ergibt sich während der Untersuchung die Indikation zur Biopsie, ist die Technik der Probenentnahme einfach: Auf dem Monitor werden die in der Software hinterlegten Punktionslinien durch Knopfdruck eingespielt. Durch Hebeln und leichtes Zurückziehen der Sonde wird der fragliche Herd mit den Cursor-Linien in Deckung gebracht. Während die linke Hand diese Stellung festhält, führt die rechte die in der Pistole gesicherte Punktionskanüle in die Nadelführung ein und schiebt sie so weit vor, daß ihre Spitze auf dem Monitor als Reflex an der Rektumwand zu sehen ist. Während man den Patienten auf das kommende Schießgeräusch hinweist, wird die Pistole entsichert und die Biopsie durch Knopfdruck an der Pistole ausgeführt. Die Nadel wird direkt zurückgezogen und die Gewebeprobe aus der Nadelnut in Formalin zur Fixierung abgeschüttelt. Bewegungen der durch die Rektumwand geführten Nadel sollten möglichst vermieden werden, um die Perforation nicht auszuweiten. Die Sonde komprimiert die Rektumwand danach 2–3 min lang zur zusätzlichen Blutungsprophylaxe. Der gleiche Vorgang der Probenentnahme kann je nach Erfordernis mehrfach wiederholt werden. Mit etwas Geschick und Übung kann man auf diese Weise jeden Punkt innerhalb des eingestellten Monitorbildes der Prostata und der Samenblasen erreichen. Es gibt keinen wirklich „toten Winkel". Zur anterioren Biopsie s. 6.3.1.

Trotz dieser einfachen Handhabung und geringen Komplikationsraten sollte die Indikation zur ein- oder mehrfachen Biopsie zur Diagnosefindung wirklich unerläßlich sein, denn schließlich handelt es sich um eine invasive Maßnahme mit Keimverschleppung in ein parenchymatöses Organ.

Jeder Prostatakarzinomverdacht, ob durch Palpation, PSA oder Ultraschall allein oder kombiniert erhoben, erfordert aber die histologische Sicherung vor jeder therapeutischen Maßnahme, unabhängig vom Tumorstadium. Auch wenn also nur eines der 3 genannten diagnostischen Kriterien auffällig ist, besteht eine Biopsieindikation, herdgezielt oder auch aus mehreren suspekten Arealen.

8.4
Die Sextantenbiopsie

Die sog. Sextantenbiopsie, bei der aus jedem Lappen basal, in der Mitte und apikal je eine Gewebsprobe entnommen wird, hat ihre wichtigste Indikation im Falle eines auch in der Verlaufskontrolle erhöhten PSA-Wertes. Sie kann auch dann indiziert sein, wenn man das Karzinom auf einen bestimmten Teil der Prostata eingrenzen will, z. B. in der Absicht einer potenzerhaltenden PVE. Schließlich kann eine relative Indikation die extreme Karzinophobie eines Patienten sein.

Trotz dieser sehr guten präoperativen Staging-Möglichkeit mit Hilfe des TRUS und der Biopsien überrascht nicht selten die Diskrepanz, die sich in vielen Fällen im Vergleich zur histologischen Aufarbeitung des Gesamtpräparates ergibt; dabei überwiegt die präoperative Unterbewertung des Tumors bei weitem. Diese Tatsache unterstreicht die Problematik einer Tumorvolumenbestimmung, die mit allen derzeit zur Verfügung stehenden Möglichkeiten nur recht grob möglich und im Einzelfall nie sicher festzulegen ist.

Insgesamt hat die Möglichkeit der US-geführten Biopsie – sei es herdgezielt oder sicher in die verschiedenen Etagen und Quadranten der Prostata – die TRUS-Untersuchung erheblich an Bedeutung gewinnen lassen.

Bildteil

Differentialdiagnosen, nur durch Biopsie zu klären

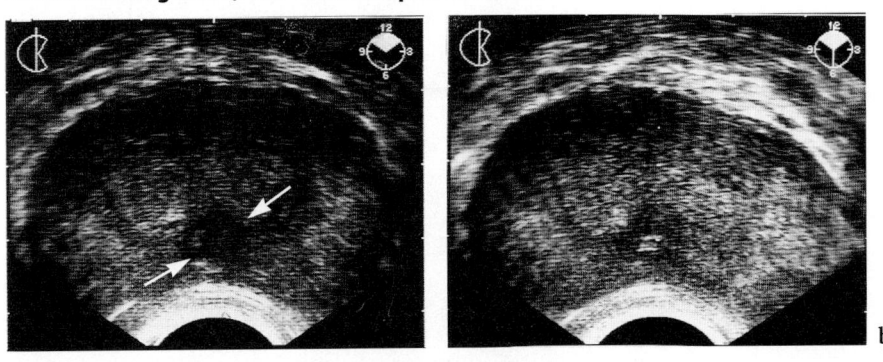

Abb. 8.1. a Eindeutige Läsion (*Pfeile*) im medialen Anteil der PZ. **b** Nach der Biopsie signalisieren echodichte Luftreflexe in der Läsion das korrekte Ziel der Probenentnahme

Abb. 8.2 a–e. Palpatorisch apikal feste, im linken Seitenlappen etwas unebene, recht schwer beurteilbare Prostata. PSA 7,4 ng/ml. **a–c** TS. **a** Rechter SL inhomogen strukturiert (*Pfeil*), aber nicht suspekt. **b** Linker SL glatt begrenzt, aber randständig, echoärmer (*Pfeile*)
(*Forts.* s. S. 92)

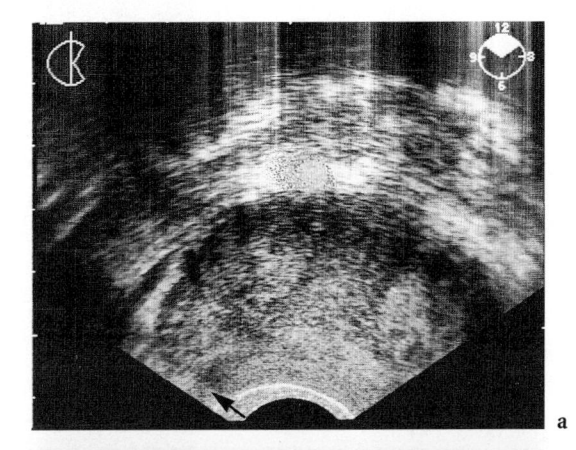

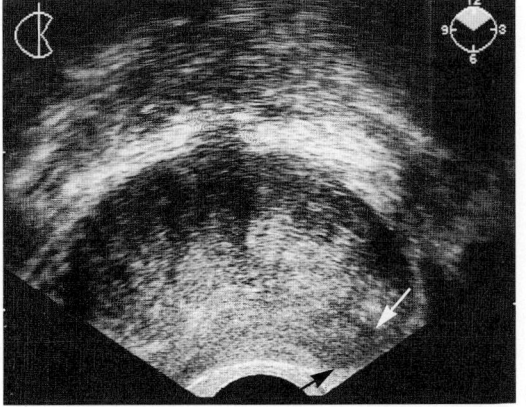

Abb. 8.2 (*Forts.*)

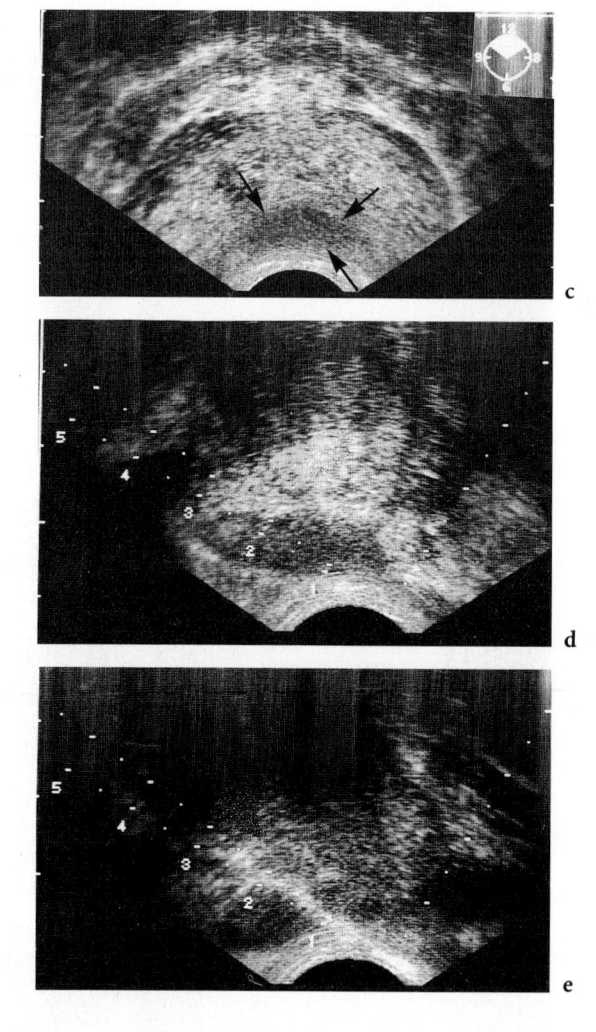

Abb. 8.2 c Apikal in der Mitte deutliche Läsion (*Pfeile*), die im SS (**d**) ganz eindeutig wird. Der histologische Befund der Punktion (**e**) sichert ein G2-Karzinom der Prostata. Die seitlichen „Läsionen" dagegen sind histologisch unauffällig

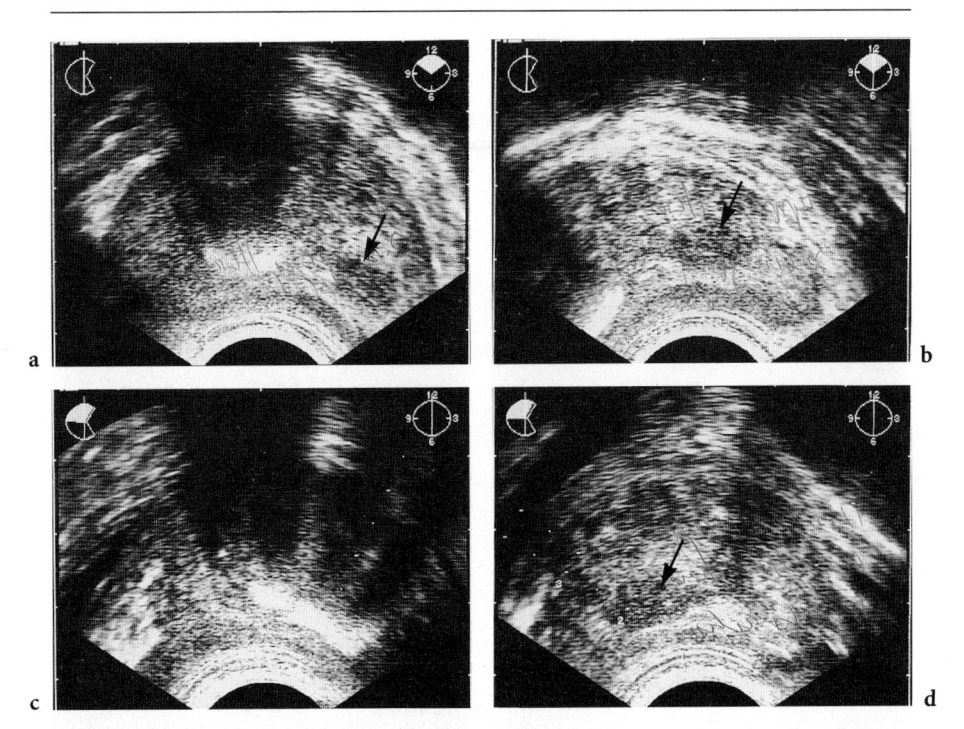

Abb. 8.3. a TS: Starke Kalzifikation mit entsprechender Auslöschung. Im linken Anteil der Prostata echoarme Aussparung (*Pfeil*). Diese kann deutlich besser herausgedreht werden (**b**) und ist eindeutig in der TZ gelegen. Im SS (**c**) bestätigt sich das kalzifizierte Gewebe mit der Auslöschung und seitlicher gelegen (**d**) der auffällige Herd (*Pfeil*). Entsprechend der Cursor-Linien wird biopsiert. Histologie: T1c/G1–2-Karzinom der Prostata. PSA 7,4 ng/ml

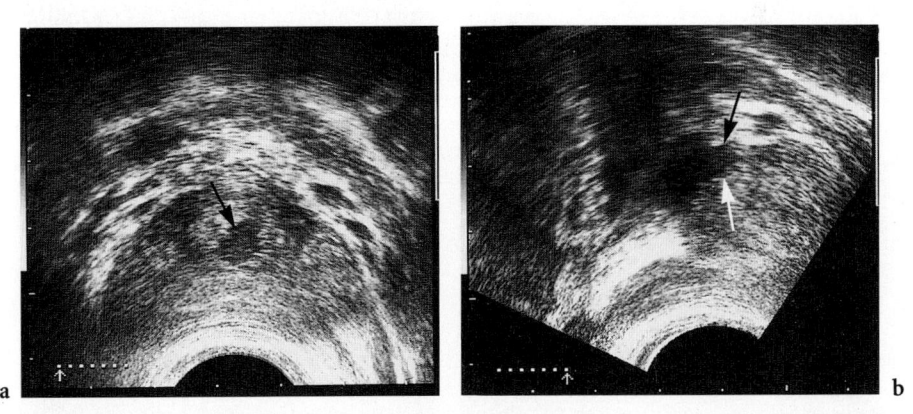

Abb. 8.4a, b. Die echoarme Aussparung (*Pfeil*) in der TZ des TS (**a**) entspricht einem Anschnitt des ventral gelegenen fibromuskulären Stromas (**b**, *Pfeil*), wie der SS eindrucksvoll erkennen läßt. Aber erst die hier anterior auszuführende Biopsie klärt den Verdacht sicher. Die Aussparungen jenseits der Faszien-Fett-Grenze der Prostata in beiden Schnittebenen sind Anschnitte größerer Venen des Plexus Santorini

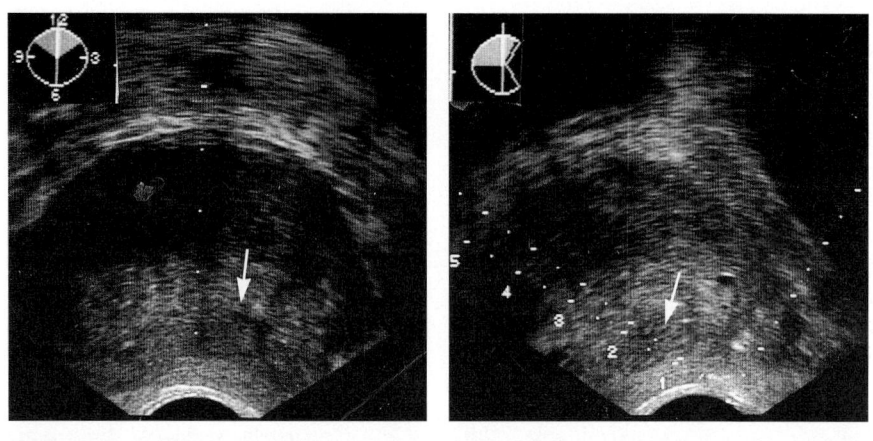

Abb. 8.5 a, b. Auffälliger Herd (*Pfeil*) im Grenzbereich PZ/TZ im TS (**a**) und im SS (**b**). Nur durch die Biopsie ist eine Klärung bei altersgrenzwertigem PSA möglich. Histologie: hyperplastische Prostatadrüsen

Abb. 8.6. Der TRUS kann „gefährlich" sein und sollte wirklich nur im konkreten Verdachtsfall erfolgen. 55jähriger Patient mit unauffälligem Tastbefund und normalem PSA-Wert (4 ng/ml). TPS: An der Grenze zur PZ liegt in der TZ des linken Lappens eine echoärmere Aussparung (*Pfeil*). Nur die Punktion kann die sonst durch die TPS heraufbeschworene Unsicherheit klären

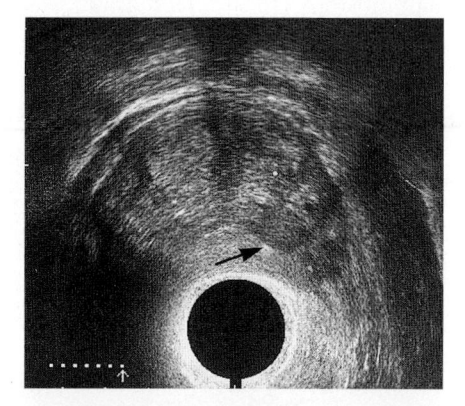

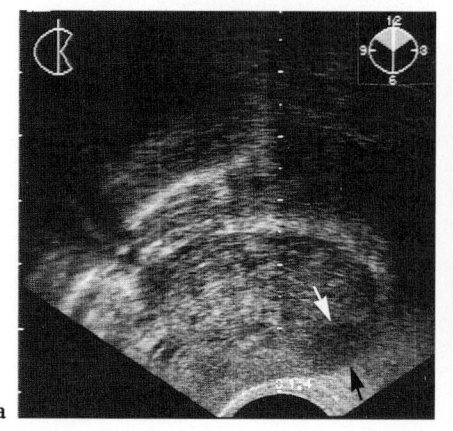

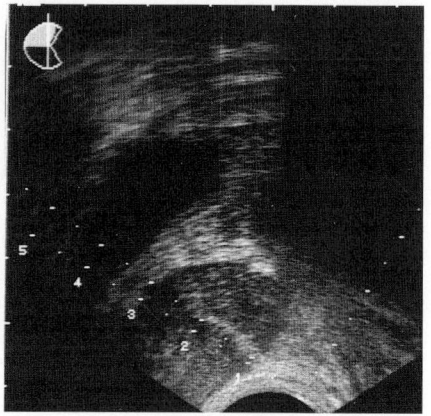

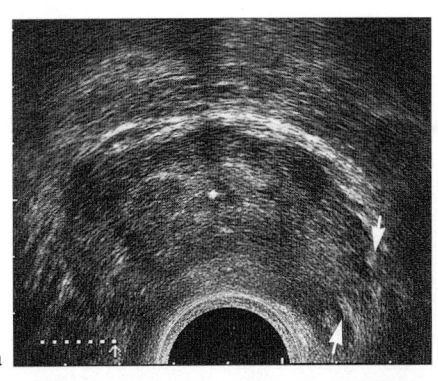

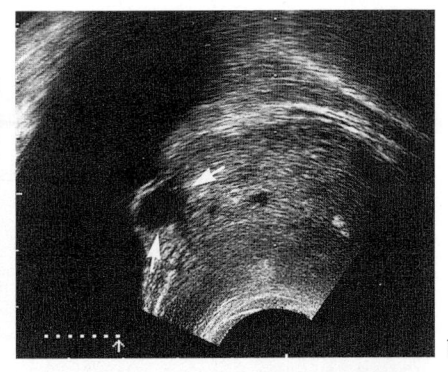

Abb. 8.8. a Auffällig unruhige Kontur (Pfeile) der linken Prostatabegrenzung im TS. Die Ursache läßt sich anamnestisch und palpatorisch nicht klären. Der PSA-Wert ist normal. Dieser ganz periphere Abschnitt kann longitudinal nicht eingestellt werden. **b** Etwas weiter median findet sich im SS im Bereich der CZ eine größere solitäre Retentionszyste (*Pfeile*). Nicht alle Befunde der TPS sind regelmäßig plausibel klärbar

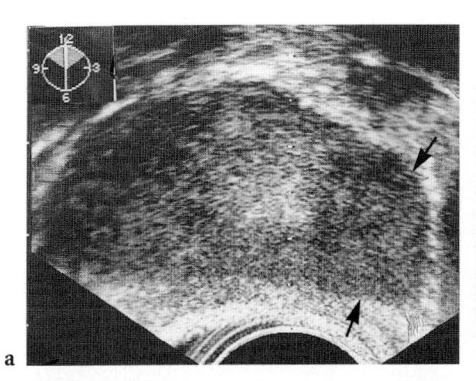

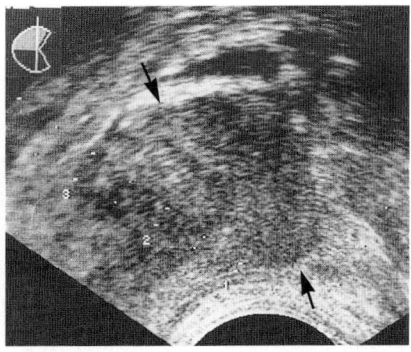

Abb. 8.9. Auffällige Abplattung des klobig aufgeworfenen (*Pfeile*) linken Lappens der schlecht strukturierten Prostata im TS (**a**) und im SS (**b**). Die Biopsie läßt eine drüsige Prostatahyperplasie nachweisen bei unverdächtigem Tastbefund, aber grenzwertigem PSA-Wert

←

Abb. 8.7a, b. Früherkennungsuntersuchung. Normaler Tastbefund, aber PSA-Wert grenzwertig (6,5 ng/ml) bei 60jährigem Patienten. **a** Randständige, im linken Lappen echoarme Läsion (*Pfeile*). Erst der histologische Befund aus der Biopsie (**b**) klärt, daß es sich um fibromuskuläres Stroma handelt

96 KAPITEL 8 Die ultraschallgeführte transrektale Biopsie der Prostata

a

b

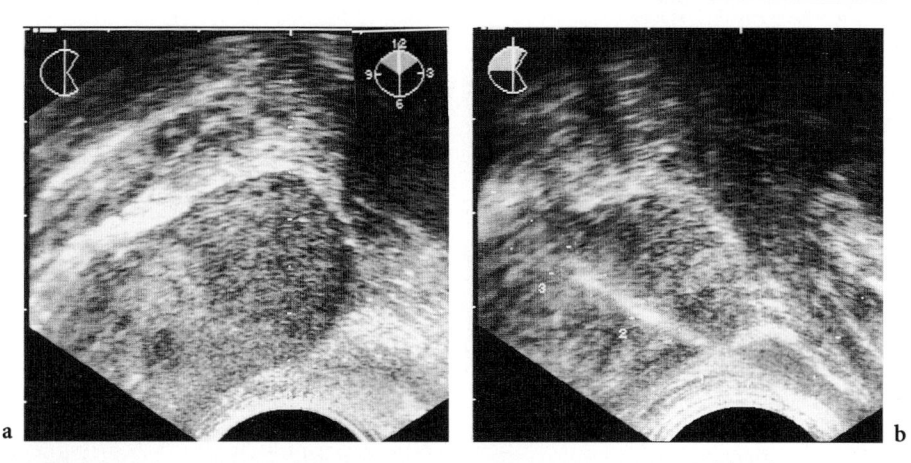

Abb. 8.10. Stark „scheckig" aufgetriebene Prostatakontur (**a**) ohne pathologischen Tastbefund. Die Frage nach der Ursache kann nur die Histologie klären: Der Nadelreflex (**b**) durchsetzt exakt die auffällige Region. Histologie: Prostatakarzinom, G2–3-Zellen

a

b

c

d

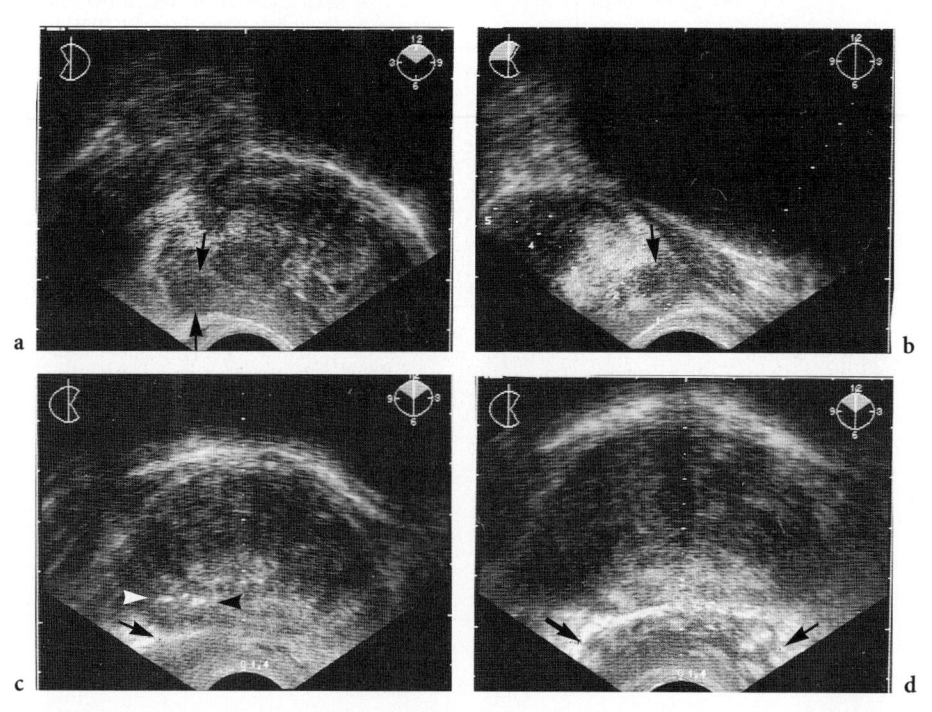

Abb. 8.11. TS (**a**): Im rechten Lappen rundliche echoarme Läsion (*Pfeile*), die im SS (**b**) artifiziell etwas überlagert ist (*Pfeil*). Unter der Punktion schwillt die Rektumwand zunächst etwas (*Pfeil* in **c**) und schließlich massiv (*Pfeile* in **d**), am ehesten einer Einblutung entsprechend. Nach der Punktion keinerlei Symptomatik. Im TS (**c**) zeigen die dichten Luftechos (*Pfeilspitzen*) die korrekte Biopsieentnahme aus der mutmaßlichen Läsion. Histologie: hyperplastische Prostatadrüsen, keine Malignität

Indikationen zur Sextantenbiopsie

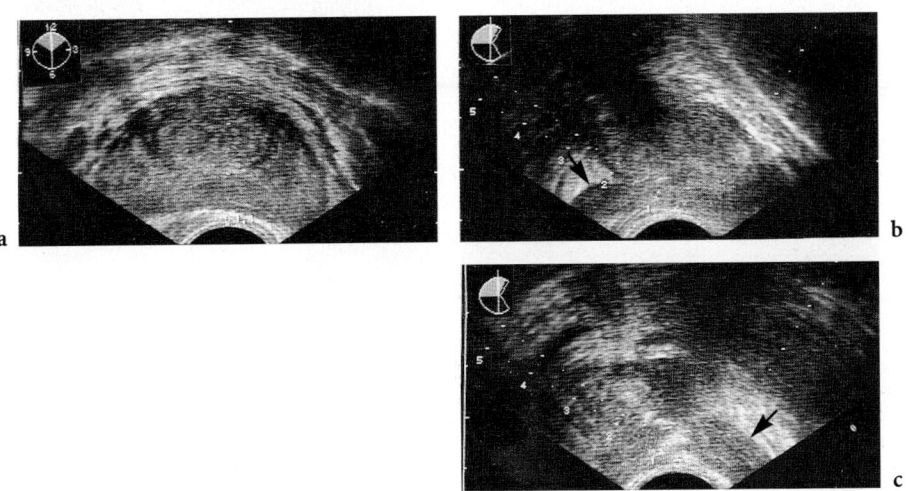

Abb. 8.12 a–c. Indikation zur Sextantenbiopsie: Unauffälliger Palpationsbefund, auch sonographisch im TS (**a**) und im SS (**b, c**) unauffällig. Keine sicheren Karzinomkriterien bei PSA-Wert von 45 ng/ml. Die PZ ist gut abgrenzbar, kompakt granuliert, aber ohne Aussparung; keine Inhomogenität und keine Konturunregelmäßigkeit. Lediglich die SB (*Pfeile*) sind rechts (**b**) und links (**c**) herangezogen und wirken klobig-kolbig. In allen 6 Biopsien kribriformes Prostatakarzinomgewebe (G3-Zellen)

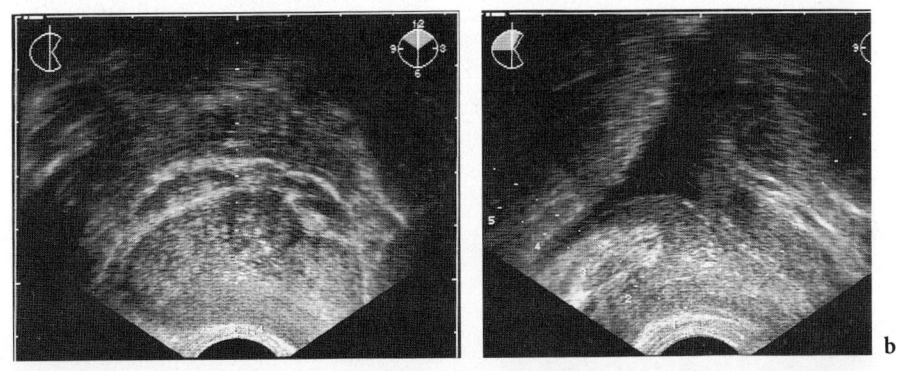

Abb. 8.13 a, b. Indikation zur Sextantenbiopsie: Man tastet eine mittelgroße, prominente, im rechten Lappen aber fast steinharte Prostata bei einem PSA-Wert von 6 ng/ml bei 58jährigem Patienten. Weder im TS (**a**) noch im SS (**b**) ergibt sich ein hinreichender Verdacht für ein lokalisiertes Karzinom. Die Histologie aus allen 6 Biopsien ergibt lediglich hyperplastische Prostatadrüsen ohne Malignitätskriterien

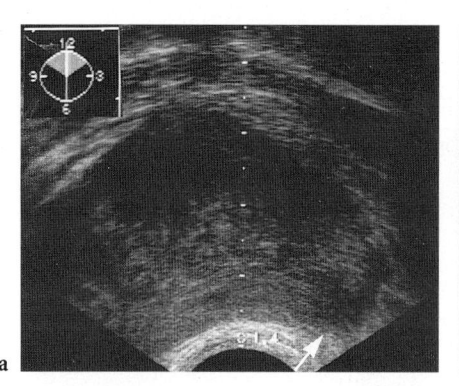

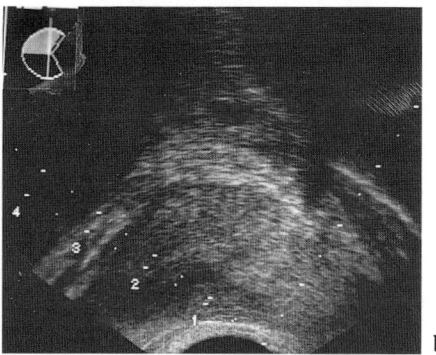

Abb. 8.14. a Echoarme Aussparung randständig im linken Lappen (*Pfeil*) korreliert mit einer kleinen linksseitigen Induration bei einem PSA-Wert von 12 ng/ml. **b** Das Korrelat im SS mit Punktionslinien. Da die Erektionspotenz für diesen Patienten sehr wichtig ist, wird mit der Absicht einer Schonung des rechten NV-Bündels eine Sextantenbiopsie durchgeführt: alle 6 Gewebszylinder enthalten G2–3-Zellen!

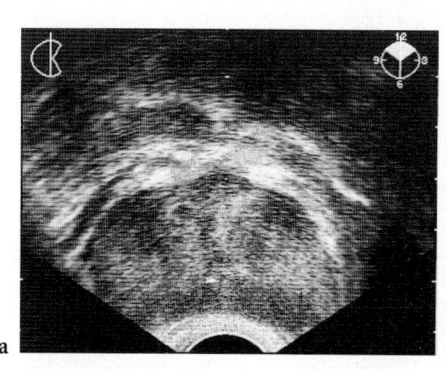

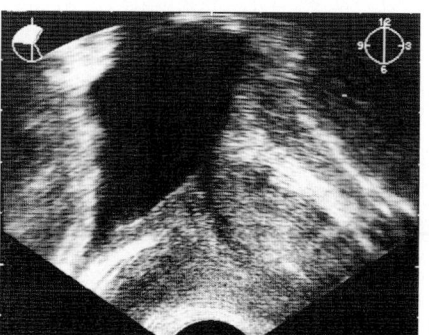

Abb. 8.15 a, b. Indikation zur Sextantenbiopsie: Patient mit starker Karzinophobie. Palpationsbefund unauffällig. PSA bei 3,4 ng/ml. **a** TS: abgesetzte PZ durch echoärmere, aber homogene Struktur. **b** SS: median im Blasenauslaßbereich inhomogenes Strukturmuster der PZ: Nur durch die Biopsie kann dem Patienten aktuell Sicherheit gegeben werden. Histologie: hyperplastisches Prostatadrüsengewebe

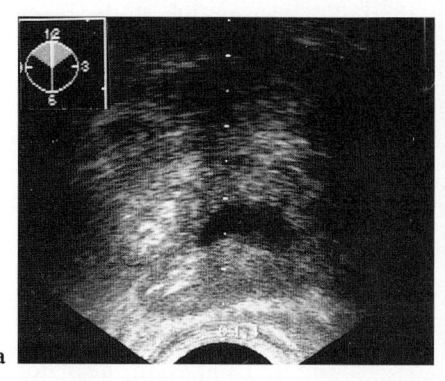

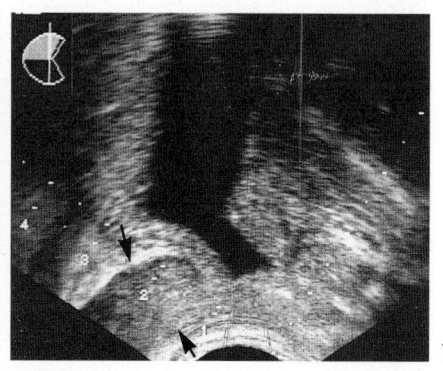

Abb. 8.16 a, b. Indikation zur Sextantenbiopsie: 58jähriger Patient mit extremer Karzinophobie. 3 Monate zuvor TUR ohne Malignitätszeichen der Späne, aber PSA 8 ng/ml. **a** TS: basisnahe findet sich die Resektionsloge, keine umschriebenen Auffälligkeiten. **b** SS: klobig herangezogene SB (*Pfeile*) bei glattwandiger Resektionsloge. Keine PZ-Inhomogenität. Die Sextantenbiopsie zeigt in allen 6 Proben G1-Karzinomzellen; schließlich T1c G1-Kapselkarzinom

KAPITEL 9

Postoperative Zustände der Prostata im sonographischen Schnittbild

9.1
Allgemeines

Schon konservative Maßnahmen, die die Prostata beeinflussen, lassen sich im Verlauf sonographisch nachweisen und beobachten, sei es das endokrine Ansprechen des Prostatakarzinoms, die Bestrahlungstherapie oder auch die Reduktion des Adenoms durch einen 5-α-Reduktase-Blocker (s. 6.4). Andererseits läßt sich durch Befundkonstanz eine Wirkungslosigkeit objektivieren.

Naturgemäß lassen sich mechanische, also instrumentelle, meist operative Maßnahmen an der Prostata noch deutlicher und unmittelbarer in ihrer Wirkung und ihrem Ausmaß feststellen und Veränderungen im weiteren Verlauf gut verfolgen.

9.2
Das Bild nach der transurethralen Resektion

9.2.1
Die normale Loge

Eindrucksvoll sind die Resektion eines Prostataadenoms und auch andere Manipulationen am Blasenhals – etwa die Sphincter-internus-Einkerbung – im transrektalen prostatasonographischen Schnittbild darstellbar.

Schon während oder kurz nach der TUR findet man einen Resektionsdefekt, allerdings in großer Varianz. Er ist nicht nur vom Ausmaß der Resektion, also von der Menge des resezierten Gewebes abhängig, sondern vor allem auch von der Art der Reexpandierung der PZ nach Wegfall der Adenomkompression. Letztlich hängt die Art der Loge natürlich auch von der Technik und Qualität der Resektion durch den Operateur ab.

Normalerweise ähnelt die Loge kurz nach der Resektion longitudinal einem Trichter, der auf den Colliculus zuläuft. Insofern geben mediane und paramediane SS eine gute Information. Die 2. Dimension, also der TS, ist aber nicht weniger wichtig. Er kann in engen Schnitten von basal nach apikal erfolgen und dadurch quere Konturunregelmäßigkeiten und Lumeneinengungen nachweisen. Normalerweise findet man im TS kurz nach der Resektion den Trichter basal zur Blase hin nach oben domartig offen, wenn noch ein Anschnitt des Blasenlumens miterfaßt ist. Weiter distal wird die Loge rundlich und zur Apex hin spaltartig. Die Form entspricht auch in etwa der zonalen Aufteilung: Nur die TZ und der größte Anteil der CZ werden reseziert – wohingegen die PZ als chirurgische Kapsel verbleibt. Die Sphincter-internus-Region kann, besonders im SS, oft gut dargestellt werden; sie zeigt sich, Säulenvorsprüngen ähnlich, am Eingang zur großen Loge.

Ganz anders verhält sich ein Blasenauslaß nach Einkerbung einer hohen medianen Barre, wobei eine solche Veränderung von einer Sphincter-internus-Sklerose nicht sicher zu unterscheiden ist. Sonographisch kann sich nach tiefer Einkerbung bei 4 und 8 Uhr mit Resektion des sich aufwerfenden Zwischenteils ein „scheunentorartig" weiter Blasenauslaß darstellen, der die nachfolgende normale Miktion sehr wohl plausibel erscheinen läßt. Bei der eher vorsichtigen Einkerbung jüngerer Patienten ist der sonographische Effekt nicht annähernd so eindrucksvoll, vor allem dann nicht, wenn außerdem eine besonders steilgestellte prostatische Harnröhre vorliegt. Die nach der Einkerbung unvergleichlich gute Miktion korreliert in diesen Fällen nicht unbedingt mit dem sonographischen Bild.

Auf die Form der Loge wirken sich natürlich auch die Symmetrie der Resektion und deren Vollständigkeit aus. Im Normalfall erfolgt die Nivellierung der Logenfläche schnell, innerhalb von 1–2 Wochen.

Weiterhin hängt die Logenform entscheidend vom Ausmaß der Dekompression der PZ ab. Manche Patienten zeigen schon kurz nach der Resektion eine starke Verbreiterung der dann aufgelockert wirkenden PZ, die die Loge trotz erheblichen Resektatgewichtes klein erscheinen lassen und eine unvollständige Resektion suggerieren kann. Die Größe der Loge resultiert also keineswegs nur aus der Resektatmenge. Wovon das Ausmaß der Reexpandierung der PZ abhängt, ist ungeklärt. Daß sie vermindert ist, wenn TZ-Gewebe bestehen bleibt, und stärker ausgeprägt, wenn die PZ gänzlich frei gelegt wurde, dürfte Spekulation sein. Möglicherweise handelt es sich um eine individuelle Eigenschaft der Außendrüse, die – von unbekannten Faktoren abhängig – bei jedem Patienten anders reagiert.

Auch das Strukturmuster der verbleibenden PZ ändert sich nach der TUR: Vielfach entstehen disseminiert liegende kleine echodichte Komplexe, die vermutlich dystrophen Gewebeanteilen entsprechen. Diese könnten Folgen von längerfristigen postoperativen Entzündungen im Logenbereich sein, wenn ggf. infizierter Urin die offene Wundfläche unterminiert und es verzögert zur Re-Urothelialisierung der Loge kommt. Auch eine Echoreduktion des rektumnahen PZ-Bereiches kann als Folge der Resektion eintreten, so daß – zumal später – aus sonographischer Sicht der Verdacht auf ein Kapselkarzinom entstehen könnte.

Generell verändert die Resektion ebenso wie die Adenomektomie die stehenbleibende Kapsel nicht nur palpatorisch durch narbige Einziehungen und entsprechend unruhige Konturierung, sondern auch sonographisch. So gelten die typischen sonographischen Karzinomkriterien beim adenomoperierten Patienten nur noch mit Einschränkung. Zeigen solche Patienten entsprechende klinische Symptome, sollte man die Indikation zur klärenden Biopsie eher großzügiger stellen.

9.2.2
Die unregelmäßige Logenkontur

Die Veränderung der Loge im postoperativen Verlauf von Jahren ist aus der Endoskopie und der Urethrographie bekannt, sonographisch aber besonders einfach und gut darstellbar. Die Wundhöhle zieht sich durch die Narbenkonstriktion unterschiedlich stark zusammen, wird insgesamt kleiner und starrer, ohne daß dadurch die Miktionsqualität beeinträchtigt wird: Ein sehr schmaler Spalt im TS und ein fast nur noch kapillärer Kanal im SS können für eine normale Blasenentleerung durchaus ausreichen.

Im Gegensatz dazu kann eine schlecht resezierte Loge von Anfang an eine persistierende Dysurie bedingen. Dabei kann die Loge zwar weit genug sein, sie ist dann aber – sonographisch gut erkennbar – durch vorspringende Septen und Lefzen unregelmäßig konturiert.

In den nekrobiotischen Gewebsspalten kann ein Infekt persistieren, der trotz ausreichender Loge die Dysurie unterhält. Die Behandlung eines solchen Infekts ist verständlicherweise schwierig und langwierig.

Eine normale, unbeeinträchtigte Miktion ist also nicht notwendigerweise von der Weite der Loge abhängig, sondern von ihrer Funktionalität.

9.2.3
Adenomresiduen, Adenomregenerate

Rein mechanisch dagegen können im kurzfristigen Verlauf Adenomresiduen die angestrebte Normalisierung erschweren. Adenomregenerate können längerfristig neue Obstruktionen bewirken – mit allen Folgen. Solche mechanischen Veränderungen sind natürlich endoskopisch zu erkennen, leichter aber und weniger unangenehm für den Patienten durch die TPS: Echodichte, meist rundliche Formationen ragen, unterschiedlich randständig, in die Loge, die so partiell verlegt wirkt und auch sein kann.

Insgesamt ist die postoperative TPS-Kontrolle nach der Resektion eine sinnvolle Maßnahme. Mit ihrer Hilfe kann ein Normalzustand konstatiert und für spätere Befunde als Vergleich herangezogen werden. Durch die postoperative TPS läßt sich aber auch eine fortbestehende subjektive Beeinträchtigung des operierten Patienten objektiv klären – in jedem Fall vor einer neuerlichen endoskopischen Untersuchung des dann meist etwas sensibilisierten Patienten.

9.3
Das Bild nach der Adenomektomie

Gänzlich anders als nach der Resektion stellt sich die Loge nach der Adenomektomie dar. Obwohl nur große Adenome offen ektomiert werden, sind die Logen kurz nach der Operation kleiner und auch im späteren langjährigen Verlauf keineswegs größer als nach Resektionen. Dies ist schwer erklärlich, könnte hypothetisch aber darauf zurückzuführen sein, daß sich die PZ besser und vollständiger entkomprimieren kann, wenn die TZ und die CZ rundherum komplett entfernt sind, was durch die Enukleation in der vorgegebenen Schicht eindeutig sicherer und exakter möglich ist als durch die TUR. Manchmal sind die Logen nach der Adenomektomie so klein, daß die völlig normale Miktion geradezu erstaunt.

Ausnahmsweise kann allerdings auch noch nach Jahren eine große, weite, offene Loge bestehen. Dieses Phänomen ist bislang allenfalls hypothetisch zu erklären.

Nach einer Adenomektomie kann es in der stark expandierten PZ auch zu Gewebsdystrophien kommen, u. E. allerdings seltener als nach Resektionen. Ob für unseren Eindruck die rundum glattere Abtragung der TZ und der CZ von der PZ verantwortlich ist, bliebe zu diskutieren.

Palpatorische Kapselunregelmäßigkeiten und sonographische Inhomogenitäten der PZ nach Adenomektomien entsprechen im Verlauf denen von Resektionen. Für die Klärung der Frage, ob evtl. ein Kapselkarzinom vorliegt, gelten deswegen die gleichen Einschränkungen. Auch in diesen Fällen wird man bei klinisch gegebenem Verdacht die Biopsieindikation frühzeitig stellen, da das Karzinomrisiko unabhängig von Resektion oder Adenomektomie bestehen bleibt und sich mit zunehmendem Alter sogar schicksalhaft erhöht.

9.4
Der Stent in der prostatischen Harnröhre

Gerade für alte oder aus anderen Gründen inoperable Patienten bedeutet die Implantation eines Stents eine mögliche Desobstruktion der prostatischen Harnröhre. Die korrekte Lage eines exakt passenden Stents ist die Voraussetzung für eine erleichterte Miktion, die dem Patienten den Katheter erspart. Sonographisch läßt sich die Dilatation der prostatischen HR durch den Stent vom Bereich der Sphincter-internus-Region bis proximal des Colliculus gut darstellen. Der Nachweis einer korrekten In-situ-Lage bzw. der Ausschluß oder Nachweis einer Dislokation sind im Verlauf leicht möglich und erübrigen die sonst unerläßliche endoskopische Kontrolle.

9.5
Das Bild bei und nach Behandlung des Prostatakarzinoms

9.5.1
Hormonablation und/oder Bestrahlung

Der schnelle Rückgang der subjektiven Beschwerden eines Patienten mit einem fortgeschrittenen Prostatakarzinom nach eingeleiteter Hormonablation beeindruckt den Patienten stark und überrascht den Arzt stets aufs neue. Beim hormonsensiblen Karzinom gehen die vorher nicht selten unerträglichen Schmerzen oft innerhalb von Tagen zurück bis hin zur völligen Schmerzfreiheit, und innerhalb von 4-8 Wochen bessert sich in der Mehrzahl der Fälle auch die Obstruktion bis hin zur normalen restharnfreien Miktion. Dieser Verlauf läßt sich palpatorisch subjektiv verfolgen, aber auch objektiv sonographisch dokumentieren. Das Tumorvolumen nimmt rasant ab und gibt dadurch die komprimierte prostatische HR wieder frei. Das Echostrukturmuster einer derartigen Tumorregression ist unspezifisch, meist reduziert sich die Echointensität. Zu einer Wiederherstellung der normalen Sonoanatomie in den Prostataschnittbildern kommt es indes nicht.

Der Wert der TPS beschränkt sich in solchen Verläufen letztlich auf die objektive Bilddokumentation des subjektiven Empfindens des Patienten.

Das gilt auch für die etwa 10-20% primär hormontauben Prostatakarzinome, bei denen der Hormonentzug nur eine geringe und kurze Wirkung bedingt - oder aber gar keine, wenn primär ein fortgeschrittenes Urothelkarzinom der prostatischen HR vorliegt. Bei solchen Patienten bleibt die vorherige tumorbedingte Sonomorphologie der Prostata und ihrer Umgebung unverändert.

Einen ähnlichen Verlauf wie beim Hormonentzug kann die primäre oder ggf. zusätzliche Bestrahlungstherapie bewirken.

Sonographisch findet man bei diesen Patienten neben der Reduktion des Tumorvolumens im Bereich des Prostataschnittbildes eher eine Zunahme der Echointensität. Das verwundert deswegen, weil durch die Bestrahlung eine Vermehrung der Grenzflächen innerhalb der Prostata kaum denkbar ist; möglicherweise ist die aktinogen kompakte Masse des größenreduzierten Organs mit seinen verschiedenen Gewebskomponenten für diese Echostruktur verantwortlich. Praktisch-klinisch ist dieser Eindruck jedoch ohne Bedeutung.

Wichtiger dagegen wäre es, auch sonographisch den Zeitpunkt objektiv nachzuweisen, zu dem die Wirkung des Hormonentzugs oder des Bestrahlungseffekts nachläßt und eine neuerliche Tumorprogredienz erfolgt.

Ein derartiger Relaps kann sehr frühzeitig serologisch bei PSA-exprimierenden Tumoren festgestellt werden, sonographisch dagegen erst dann, wenn das Tumorvolumen makroskopisch zunimmt. Andererseits ermöglicht bislang nur die sonographische Bildgebung den Nachweis, daß der hormontaube Tumor in seine frühere Richtung weiterwächst, also seiner primären Form und Morphologie neuerlich „zustrebt". Die „Wirkung auf Zeit" durch den Hormonentzug wird so bildhaft deutlich – im wahrsten Sinne des Wortes. Das weitere Wachstum erfolgt schicksalhaft; dabei imponiert eine monströse Formveränderung, die sich makaber exakt verfolgen läßt.

Mancherorts benutzt(e) man die TPS zur gezielten Deponierung von radioaktiven Stoffen in das Prostatavolumen, sei es von Gold-198-Seeds, Jod-125 oder im Afterloadingverfahren mit Iridium-192. Diese interstitielle Strahlentherapie, die z.T. kombiniert mit der externen Strahlentherapie angewandt wurde und punktuell auch noch wird, hat sich trotz hohen theoretischen Interesses nicht generell durchsetzen können. Offensichtlich bringen die technisch guten Möglichkeiten dieses Verfahrens bislang kaum überzeugende Vorteile, im Vergleich zu den etablierten Behandlungsmethoden. Auch Nebenwirkungen müssen bedacht werden.

9.5.2
Die radikale Prostatovesikulektomie

Die beste Indikation für die radikale Prostatovesikulektomie (PVE) ist das organbegrenzte Prostatakarzinom, das exakt makroskopisch durch den TRUS dargestellt werden kann. Wenn sich der makroskopisch-sonographische Befund der Organbegrenzung während bzw. nach der Operation im Präparat mikroskopisch bestätigt, ist dieser inzwischen standardisierte operative Eingriff für den prostatakrebskranken Patienten die einzige kurative Behandlungsart.

Nach der Entfernung der gesamten Prostata, der Samenblasen und der Samenleiter stellt sich sonographisch der postoperative Lokalbefund wesentlich einheitlicher dar als nach anderen Operationen an der Prostata. Die Anastomose zwischen dem neuformierten Blasenhals und dem HR-Stumpf mit dem Sphincter externus im Beckenbodenbereich läßt sich im SS als Trichter darstellen mit einer typischen, nämlich echoflauen muskulären Wandung, die sich im Laufe der Zeit etwas narbig-fibrotisch verändern kann. Im TS läßt sich der Anastomosenbereich durch ein behutsames Zurückziehen der transrektalen Sonde aus dem Blasenhals in den Beckenbodenbereich ebenfalls gut explorieren: Im Regelfall findet man dabei die glatt konturierte Schleimhaut eines muskulären Hohlorgans. Kaudal davon läßt sich im TS die Muskulatur des Sphincter externus und des Beckenbodens nur noch pauschal darstellen, im einzelnen aber nicht identifizieren.

9.5.3
Die lokale Karzinommetastase

Ebenso wichtig wie die Objektivierung eines Normalbefundes im Verlauf ist die TPS für den Fall, daß rektal eine Induration, ein leistenartiger Vorsprung oder sonst eine Auffälligkeit getastet werden kann. Trotz eines eindeutigen histologischen Befundes oder, eher noch, bei einem primären Understaging des Tumors wird man bei einem derartigen Tastbefund an ein lokales Rezidiv denken, besonders dann, wenn zugleich ein PSA-Wert meßbar ist.

Das lokale Rezidiv eines Tumors zeigt sich immer eindeutig an durch eine, manchmal nur kleine, Vorwölbung der sonst glatten Kontur des Anastomosenbereiches. Im Fall einer solchen Rf, die von dorsal oder ventral her fast immer inhomogen strukturiert und im Vergleich zur Umgebung echoreduziert nach intraluminär wächst, gibt es praktisch keine andere Möglichkeit als das lokale Rezidiv, wenn man von einem Artefakt – etwa durch falsches Halten der Sonde – absieht. Die notwendige histologische Sicherung erfolgt durch die einfache transrektale Biopsie in der geschilderten Technik (s. Kap. 8).

9.6
Das Bild nach der Prostatozystektomie

Nach einer radikalen Prostatozystektomie wegen eines Blasenkarzinoms oder eines Doppelkarzinoms von Blase und Prostata richtet sich der transrektal-sonographische Befund logischerweise nach der Art der Harnableitung. Erfolgte sie supravesikal, etwa in Form eines Conduits, erkennt man im kleinen Becken Darmschlingen mit gut nachweisbarer Peristaltik. Das Strukturmuster richtet sich nach dem Inhalt, nämlich Flüssigkeit, Masse oder Luft. Weitere Differenzierungen sind im Normalfall nicht möglich.

Es gibt jedoch gerade auch nach palliativen Zystektomien im kleinen Becken lokale Metastasen, die vielleicht palpatorisch vermutet wurden, aber erst sonographisch exakt gesichert werden können, letztlich wieder durch die transrektale ultraschallgeführte Biopsie. Solche Urothelkarzinommetastasen wachsen schnell und wirken entsprechend viel gröber und größer als zunächst lokale Prostatakarzinomrezidive. Ihr Strukturmuster ist flau und inhomogen, mit disseminiert-liquiden Anteilen, die nekrotisch zerfallenem Tumorgewebe entsprechen. Eine Verwechslung solcher lokalen Metastasen mit Darminhalt ist kaum denkbar, zumal die Peristaltik fehlt.

Im Gegensatz zur suprapubischen Harnableitung ist das kleine Becken nach Bildung einer Neoblase von dieser ausgefüllt. Ganz distal im Anastomosenbereich entspricht der sonographische Befund einer Neoblase annähernd dem nach einer radikalen PVE, nämlich dem trichterförmig, recht glatt konturierten Auslaß eines muskulären Hohlorgans zum ebenfalls muskulären Beckenboden hin. Weiter kranial dagegen kann die Darmwand bei leicht gefüllter Blase gut aufgelöst werden. Sie zeigt Fältelungen und Schlängelungen entsprechend ihrer Gesamtlänge von 60–70 cm mit ungeregelt wirkender Peristaltik.

In Frühphasen nach der Operation kann der Nachweis von reichlichem Schleim im Sinne einer Mucozystis von besonderer diagnostischer Bedeutung sein.

Der Wert der transrektalen Sonographie liegt bei solchen Patienten in der schnellen und einfachen Durchführbarkeit, mit der man einen Normalbefund konstatieren oder aber ein lokales Tumorrezidiv vermuten und nachweisen oder aber ausschließen kann. Neben dieser sachlich-rationalen Möglichkeit hat emotional für viele betroffene Patienten eine derartige Untersuchung von kompetenter Hand in der langfristigen Verlaufskontrolle einen hohen Stellenwert für die subjektive Sicherheit und somit für die Lebensqualität.

Das Bild nach der transurethralen Resektion
Die normale Loge

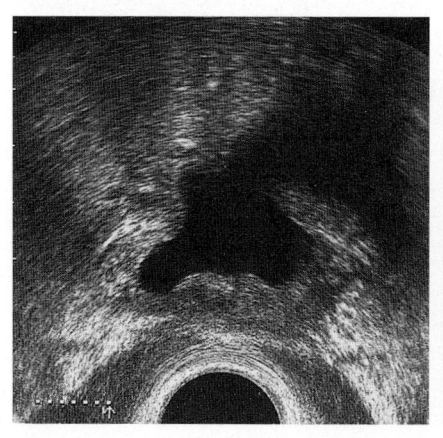

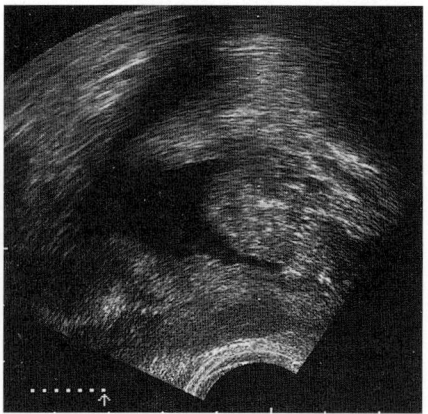

Abb. 9.1 a–h. Unterschiedliche Prostatalogen. **a, b** 1 Woche nach Resektion von 46,0 g. **c, d** 2 Wochen nach Resektion von 45,0 g. **e, f** Information über die Loge des Patienten aus **c, d** mit Hilfe der SPS. Verschiedene Operateure. Die Resektion des 2. Patienten (**c, d**) erscheint vollständiger. **g, h** Prostataloge, ebenfalls 2 Wochen nach TUR. Beachte die – etwa im Vergleich zu **c, d** – stark entkomprimierte PZ (**a, c, e, g**: TS; **b, d, f, h**: SS)

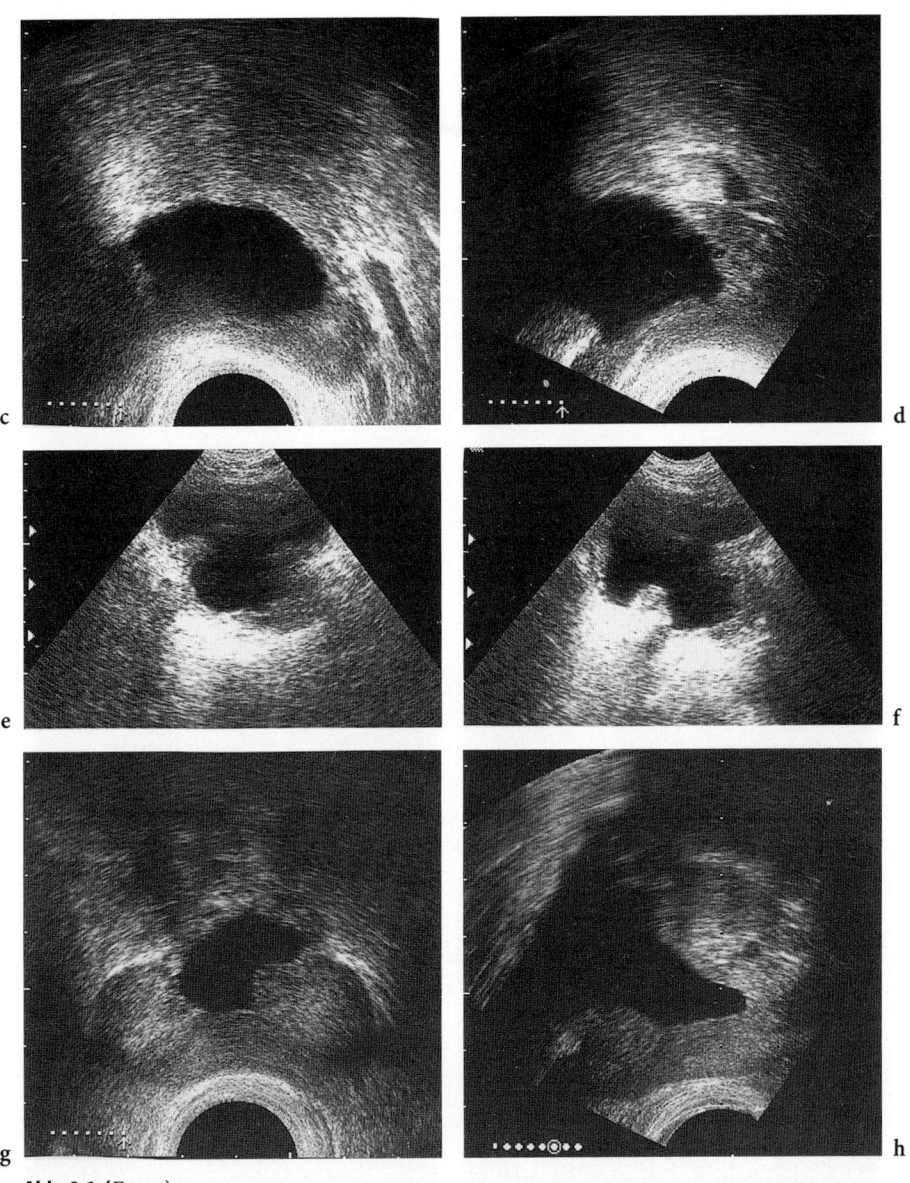

Abb. 9.1 (*Forts.*)

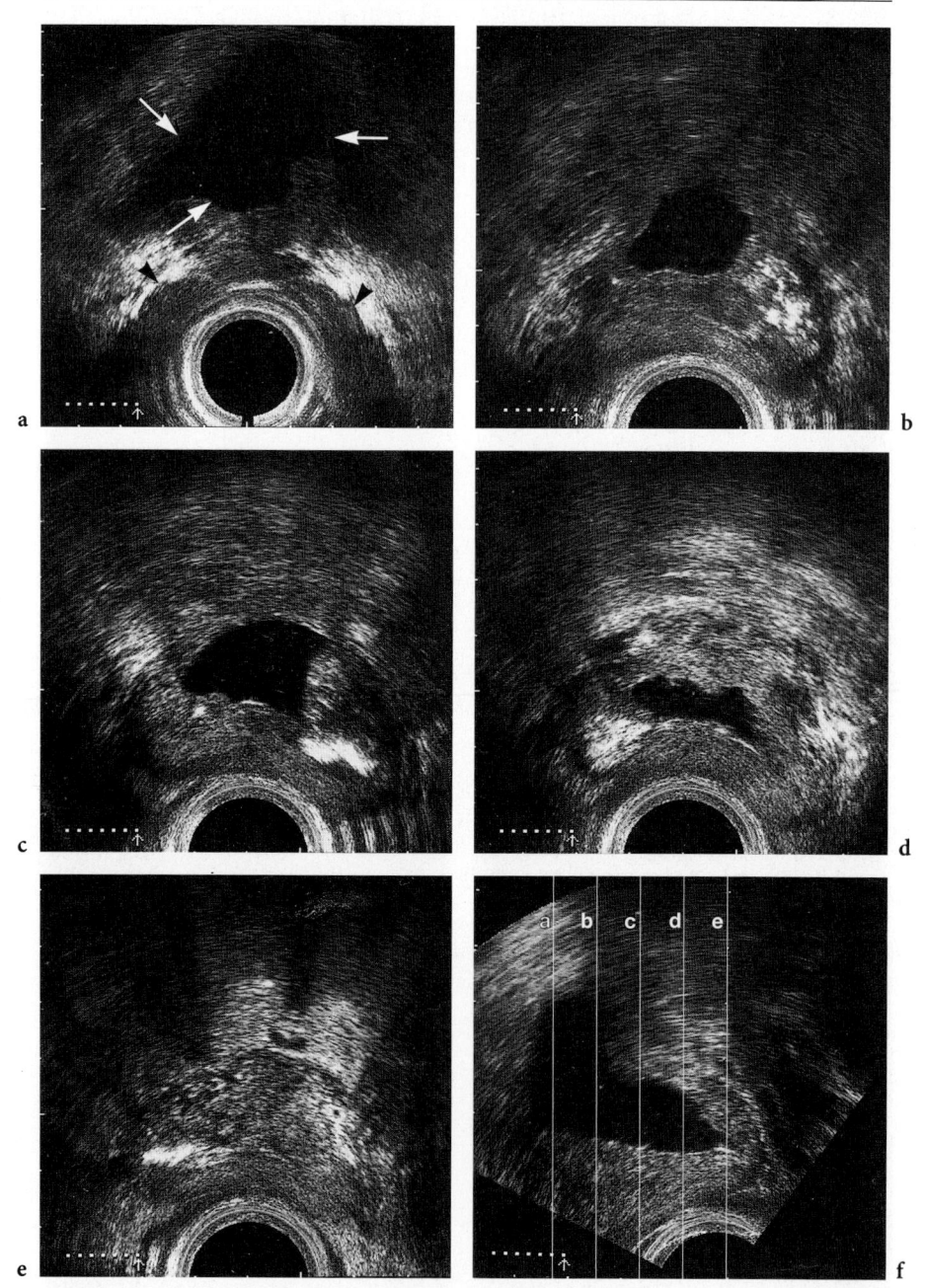

Abb. 9.2 a–e TS durch eine Prostataloge 8 Wochen nach TUR, **f** SS: Die *Linien* in **f** bezeichnen die Ebenen der TS. **a** Blasenauslaßbereich (*Pfeile*), Samenblasen angeschnitten (*Pfeilspitzen*). **b** Proximale Loge. **c** Mittlerer Logenanteil. **d** Distale Loge. **e** Colliculusbereich. Beachte die sich jeweils verändernde Form der Logenschnitte, die reichlichen nekrobiotischen Herde in der reexpandierten PZ sowie die unruhige Kontur im distalen Logenanschnitt

Die unregelmäßige Logenkontur

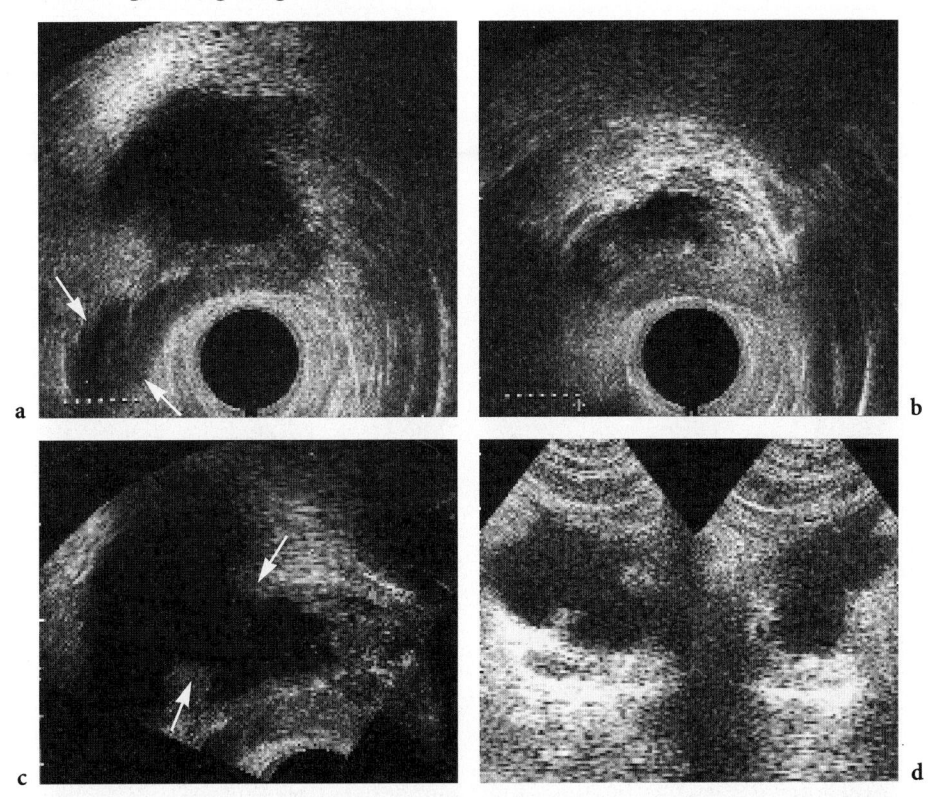

Abb. 9.3 a–d. Vergleich TRUS mit SPS 10 Tage nach TUR-P. **a** TS durch den Übergangsbereich Prostataloge/Blase mit Darstellung einer aufgetriebenen asymmetrischen rechten Samenblase (*Pfeile*). **b** TS: Apexnahe unruhige Kontur. **c** SS median: gute Darstellung der Sphincter-internus-Region (*Pfeile*) und der trichterförmigen weiten Loge zur Apexregion hin. **d** Längs- und Querschnitt bei suprapubischer SK-Applikation. 70jähriger Patient ohne Beschwerden 10 Tage nach TUR-P

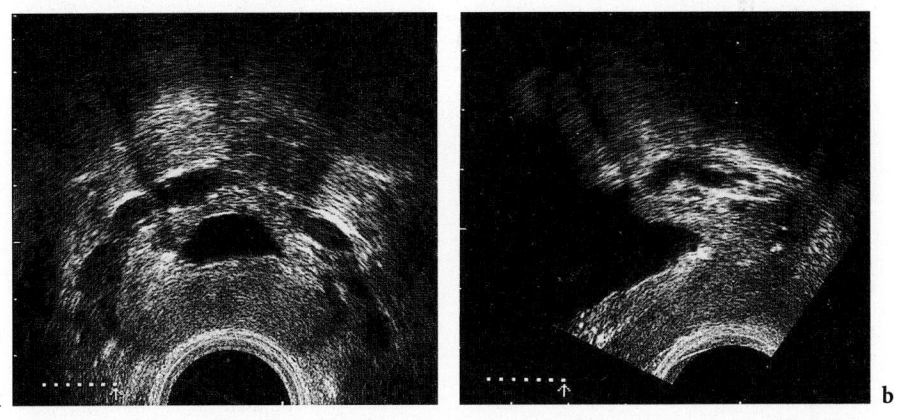

Abb. 9.4. a TS, **b** SS. Prostataloge 5 Jahre nach TUR-P, normale Weite der leicht narbig umgewandelten Loge. Restharnfreie Miktion. Beachte die monströsen Venektasien des Plexus Santorini, vor allem im TS

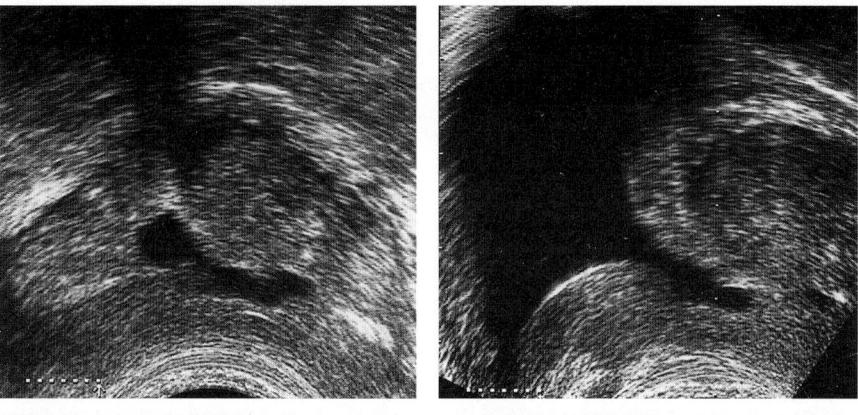

Abb. 9.5 a, b. Prostataloge 6 Jahre nach TUR-P. Die Loge im TS (**a**) erscheint unregelmäßig spaltförmig, im SS (**b**) röhrenförmig bei jedoch ebenfalls völlig beschwerdefreiem Patienten

Adenomresiduen, Adenomregenerate

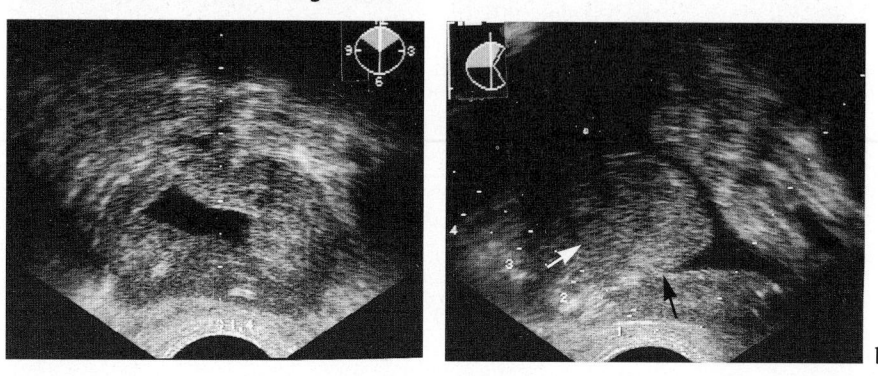

Abb. 9.6 a, b. Prostataloge 6 Jahre nach TUR-P. Die Loge im TS (**a**) erscheint glatt, spaltartig. In das trichterförmige Logenlumen im SS (**b**) scheint ein Adenomregenerat (*Pfeile*) hineinzuwachsen und zu obstruieren. Beachte die PZ: Vor allem im TS (**a**) auffällige Echoreduktion. Ein Prostatakapselkarzinom schiene sonographisch möglich

Bildteil

Abb. 9.7. SS: Etwa 1,1×0,8 cm großer Geweberest im mittleren Anteil der noch „frischen" Prostataloge

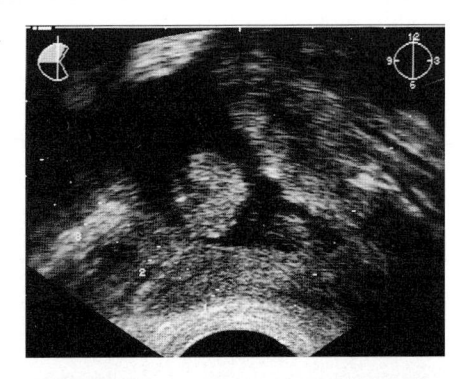

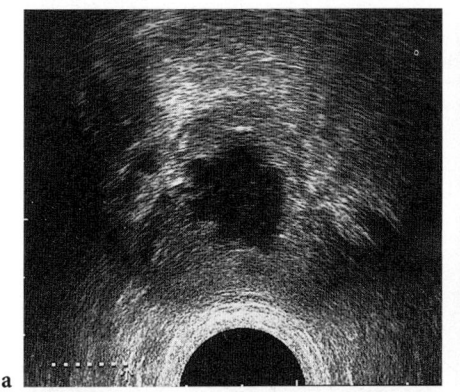

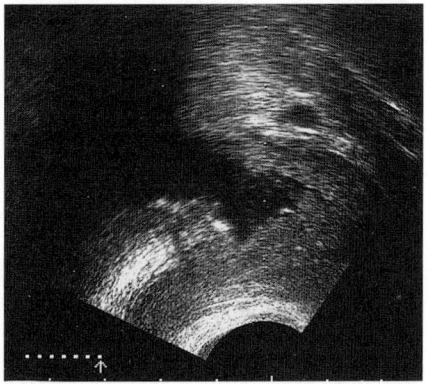

Abb. 9.8 a, b. Prostataloge 2 Monate nach TUR-P. Im TS (**a**) wie im SS (**b**) auffällig unregelmäßig konturierte Loge. Ein persistierender Infekt kann hier seine Ursache haben und ist sicher für die Dysurie des Patienten verantwortlich

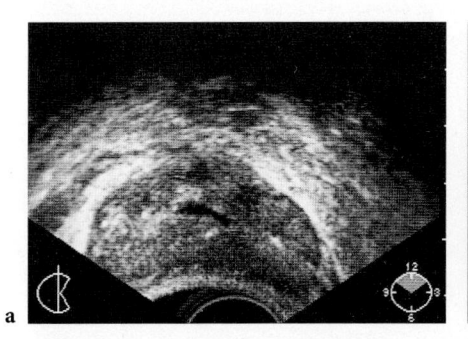

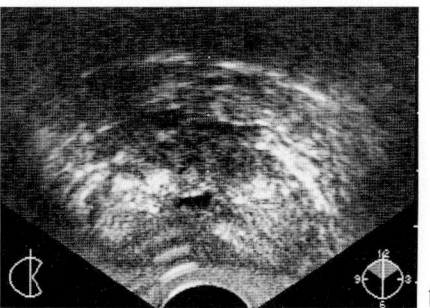

Abb. 9.9. a TS 8 Jahre nach TUR-P, **b** TS 15 Jahre nach TUR-P. Die PZ zeigt in beiden Fällen starke Inhomogenität. In den Spänen des Patienten (**a**) hatte ein Inzidentalkarzinom vorgelegen. Jetzt (ebenso wie bei Patient in **b**) keine anderen Karzinomhinweise. Deswegen erübrigt sich eine Biopsie. Bei resezierten Patienten erscheinen die sonst karzinomtypischen sonographischen Zeichen „verwaschen". Beachte bei beiden Patienten die narbig dystrophen, stark echodichten Formationen, in **b** noch stärker als in **a**. Sie sind nach Resektionen und auch Adenomektomien häufig, aber nicht regelmäßig

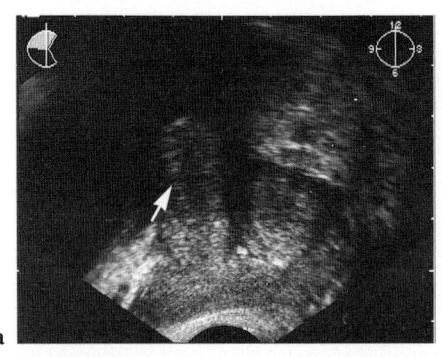

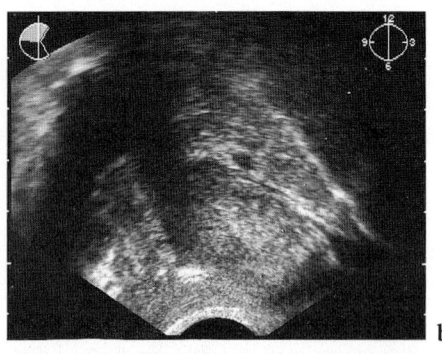

Abb. 9.10 a, b. Mediane SS. **a** Die zapfenförmige Echostruktur (*Pfeil*), die in das Blasenlumen ragt, entspricht einer hohen medianen Barre bei 51jährigem Patienten mit langjähriger Obstruktion und hohem Restharn. **b** Nach der Einkerbung der Barre bei 5 und 7 Uhr und nach vorsichtiger Resektion des Zwischenkeils der Barre. Der Blasenauslaß ist frei. Die Miktion des Patienten ist subjektiv viel besser und objektiv ohne Restharn

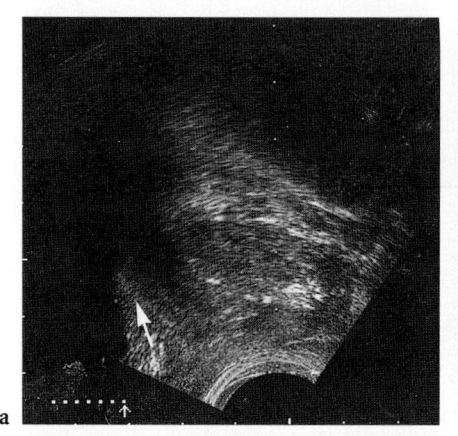

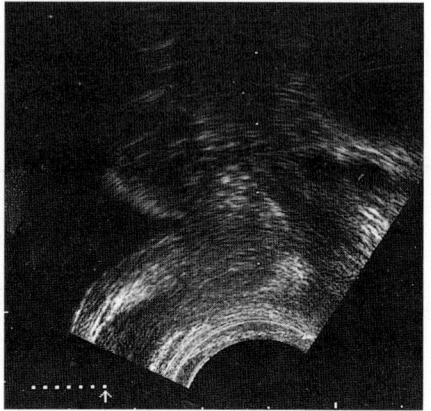

Abb. 9.11 a, b. SS bei 60jährigem Patienten mit starker Dysurie. In **a** zeigt der Pfeil auf eine endoskopisch hohe mediane Barre. Nach tiefer Einkerbung bei 4 und 8 Uhr findet man in **b** einen longitudinal trichterförmigen Blasenauslaß

Abb. 9.14 a, b. Prostataloge 4 Wochen nach Adenomektomie (130 g). Die Loge im TS (**a**) kann nicht sicher umfahren werden. Im SS (**b**) findet sich eine ca. 1,0×1,5 cm große Aussparung, die der Loge entsprechen muß. Der Patient ist beschwerdefrei, kein Restharn

Bildteil

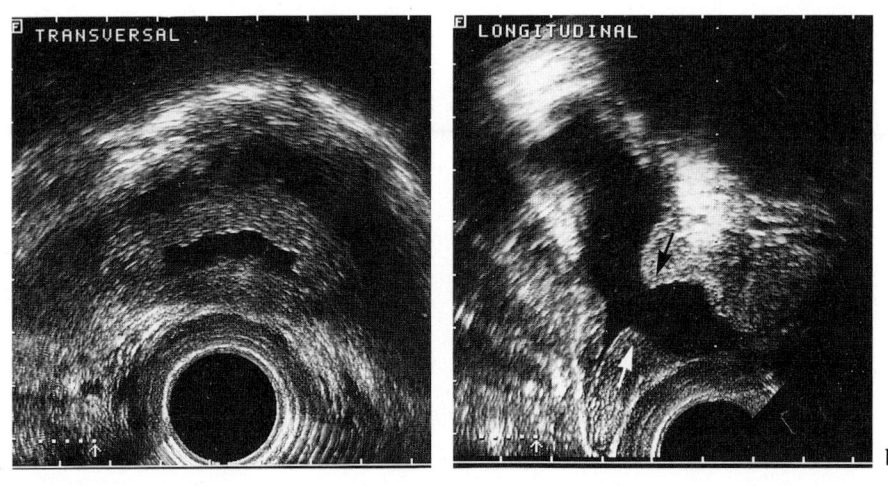

Abb. 9.12 a, b. Prostataloge, 10 Tage nach TUR-P einer kleinen fibrotischen Prostata mit zusätzlicher Sphinktersklerose. Spaltförmige Loge im TS (**a**). Beachte die Sphincter-internus-Region (*Pfeile*) im SS (**b**)

Das Bild nach der Adenomektomie

Abb. 9.13 a, b. Prostataloge 14 Tage nach Adenomektomie (80 g) bei 74jährigem jetzt beschwerdefreiem Patienten ohne Restharn.
a TS; **b** SS

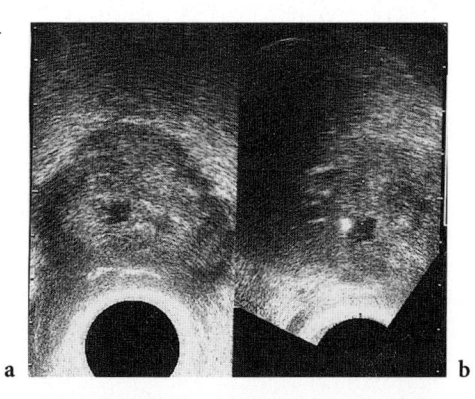

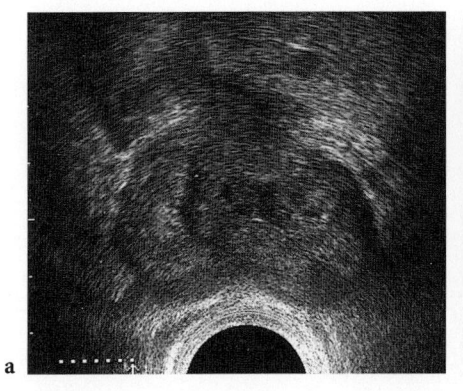

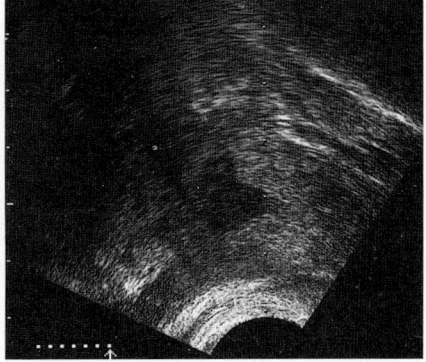

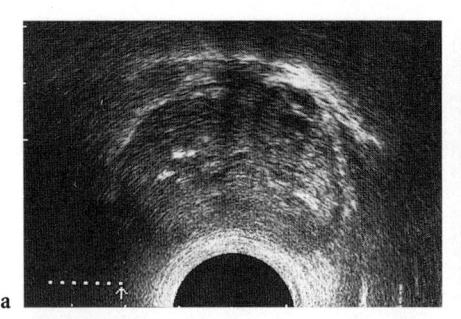

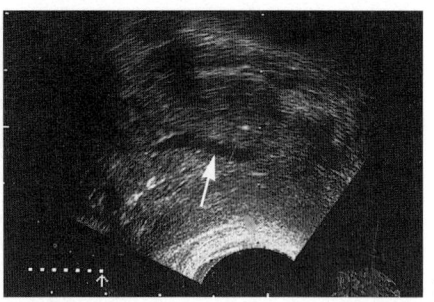

Abb. 9.15a, b. Prostataloge 7 Jahre nach Adenomektomie (100 g). Im TS (**a**) kann die Loge im Zentrum des Schnittbildes erahnt werden. Im SS (**b**) entspricht sie einem sehr schmalen Kanal (*Pfeil*)

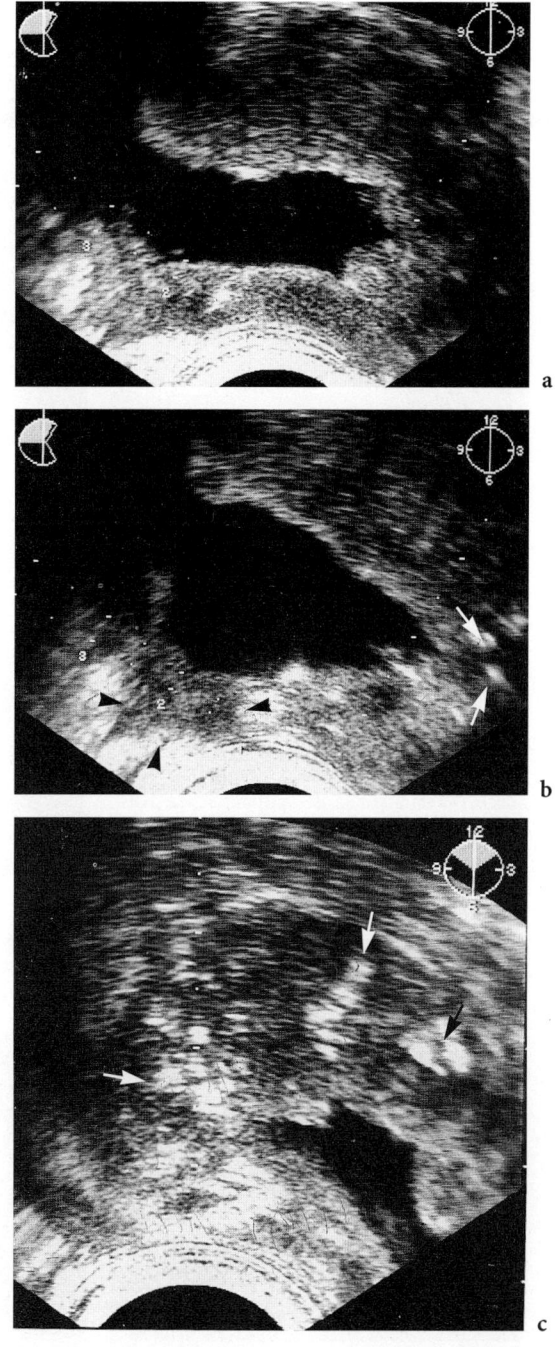

Abb. 9.16 a–c. Prostataloge 5 Jahre nach Adenomektomie (90,0 g). Jetzt: Prostatakapselkarzinom. **a** Loge im SS, etwas paramedian. **b** Loge median in Richtung auf die Sphinkterregion (*Pfeile*). Die Punktionskoordinaten durch die karzinomsuspekte Region (*Pfeilspitzen*) sind gelegt. Der TS (**c**) zeigt die echodichten narbig-dystrophen Gewebeanteile (*Pfeile*) der überaus inhomogenen Prostatakapsel im rechten Anteil

Der Stent in der prostatischen Harnröhre

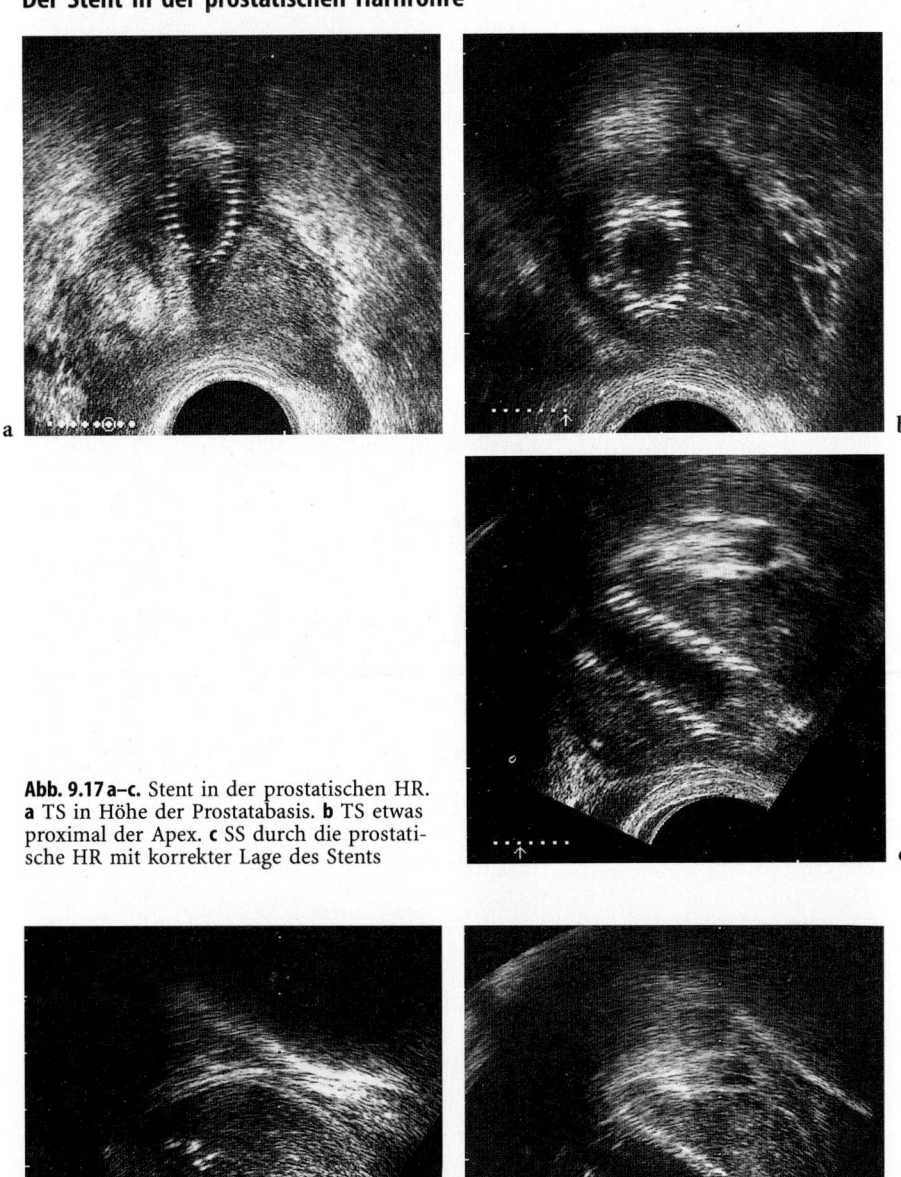

Abb. 9.17 a–c. Stent in der prostatischen HR. **a** TS in Höhe der Prostatabasis. **b** TS etwas proximal der Apex. **c** SS durch die prostatische HR mit korrekter Lage des Stents

Abb. 9.18. a SS mit Darstellung der prostatischen HR (*Pfeil*). **b** Inliegender Stent, der sichtbar die prostatische HR öffnet und das Orificium internum urethrae nicht überragt

Bildteil

Das Bild bei und nach Behandlung des Prostatakarzinoms

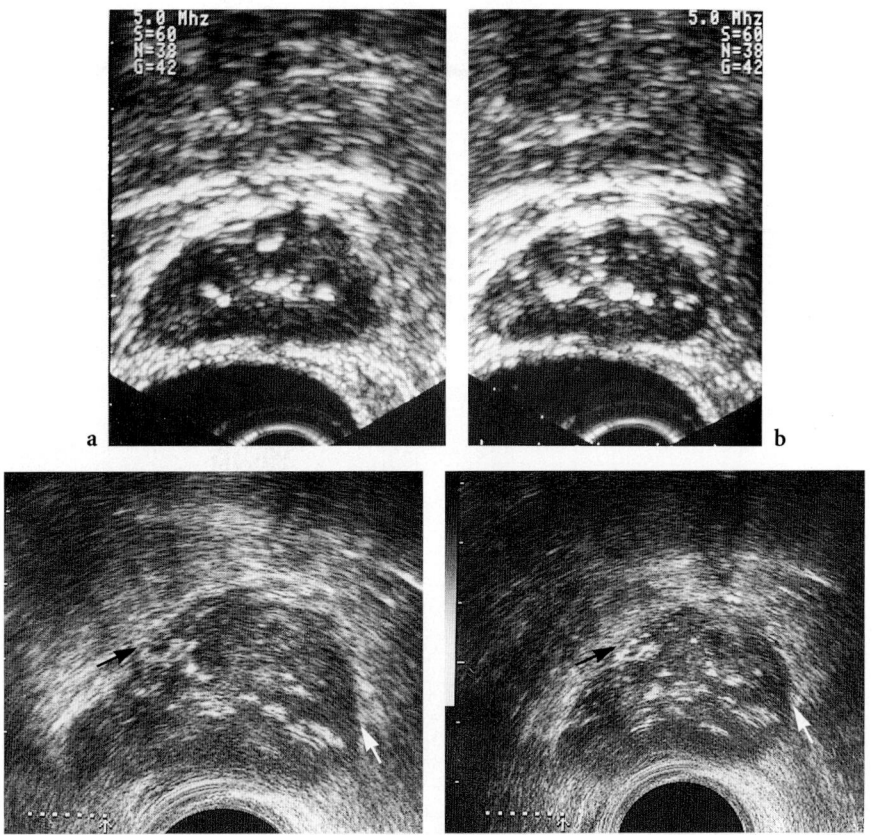

Abb. 9.19. a, b TS 1989, 10 Jahre nach Bestrahlungstherapie und Orchiektomie eines 1979 diagnostizierten Prostatakarzinoms. **c, d** TS des gleichen Patienten 15 Jahre (1994) nach der primären Behandlung. Klinisch: Obstruktion mit Restharn über 150 ml. Palpatorisch: Flache, aber derb-harte, sofort suspekte Prostata. Beachte die narbig-dystrophen Gewebsabschnitte in Form sehr echodichter Formationen. Der lokale Progreß des Karzinoms erfolgt nach links ventral vorn (*Pfeile*). Die Größenverhältnisse von **a, b** und **c, d** entsprechen sich

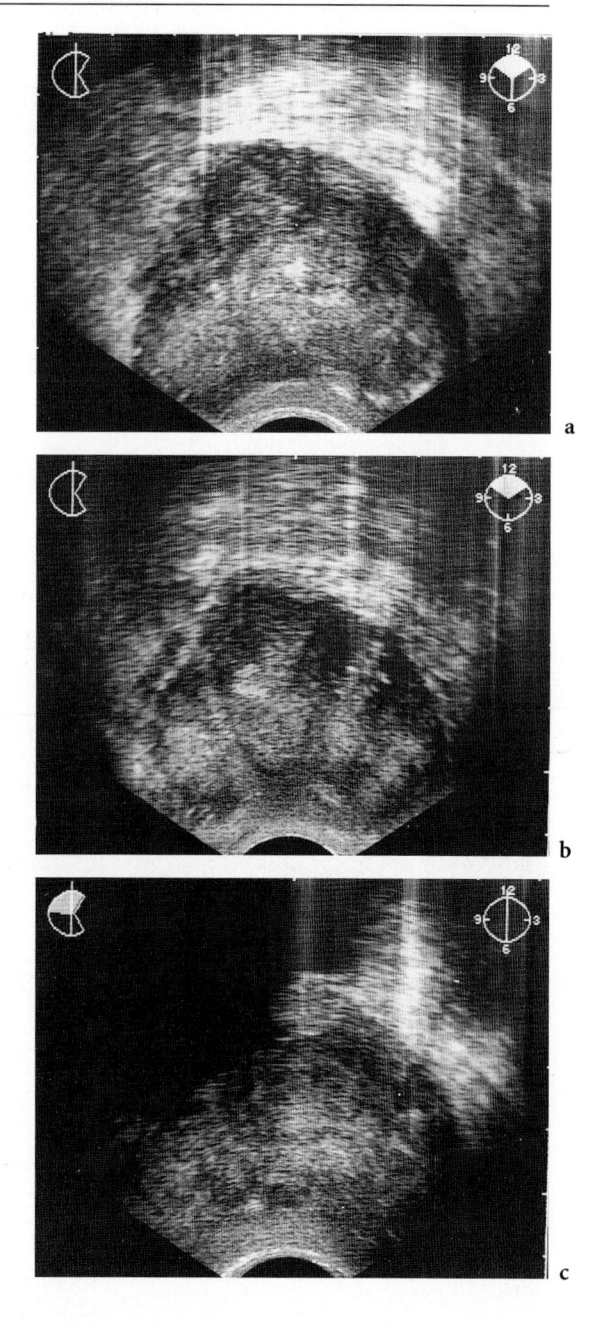

Abb. 9.20 a–c. Progreß eines inzwischen hormontauben Prostatakarzinoms, Zustand nach Hormonablation 1987. **a, b** TS: Starke Irregularität der ventralen Kontur und schlechte Abgrenzbarkeit der Prostata vom Rektum; unruhige inhomogene Binnenstruktur mit Aufhebung der Architektur. Im SS (**c**) ist dies besonders deutlich

Bildteil

Die radikale Prostatavesikulektomie

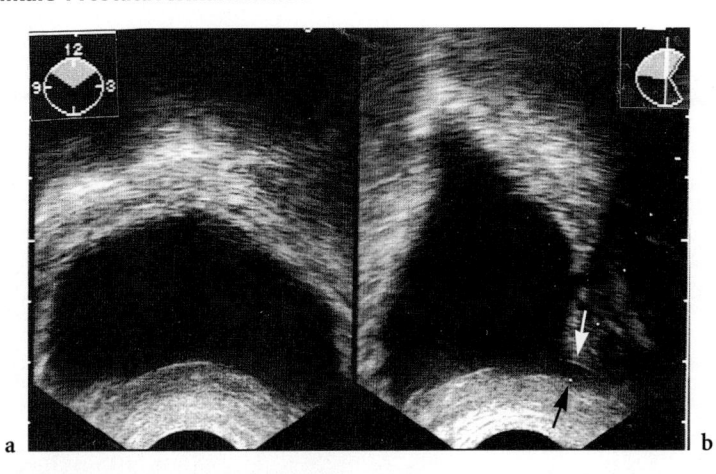

Abb. 9.21 a, b. Unauffällige Anastomosenregion 14 Monate nach radikaler PVE. **a** TS: Blasenhalsregion. **b** SS: Anastomosenbereich (*Pfeile*) mit distal davon gelegener echoarmer Muskulatur. Die SH im TS und im SS ist ohne Verdacht auf eine knotige Entwicklung

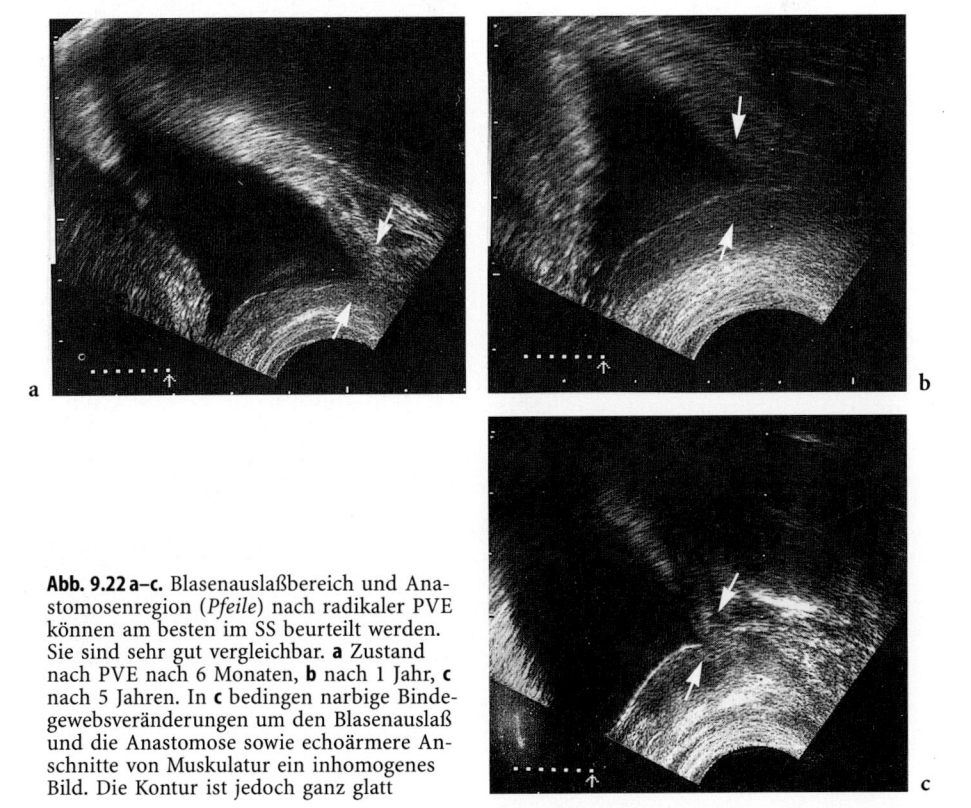

Abb. 9.22 a–c. Blasenauslaßbereich und Anastomosenregion (*Pfeile*) nach radikaler PVE können am besten im SS beurteilt werden. Sie sind sehr gut vergleichbar. **a** Zustand nach PVE nach 6 Monaten, **b** nach 1 Jahr, **c** nach 5 Jahren. In **c** bedingen narbige Bindegewebsveränderungen um den Blasenauslaß und die Anastomose sowie echoärmere Anschnitte von Muskulatur ein inhomogenes Bild. Die Kontur ist jedoch ganz glatt

Das lokale Karzinomrezidiv

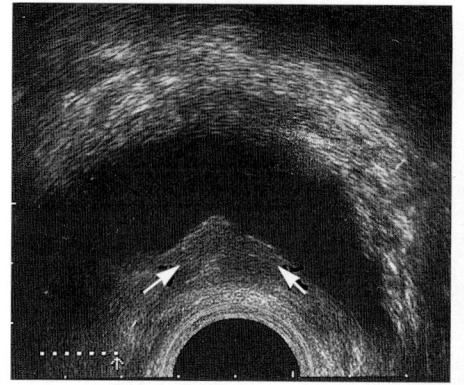

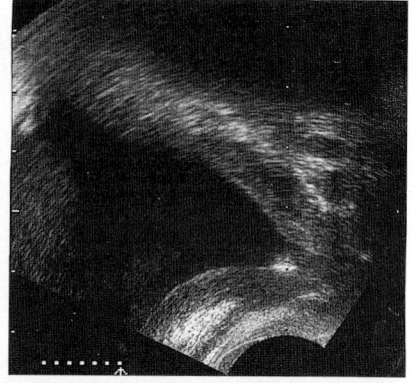

Abb. 9.23 a–c. Anastomosenregion 6 Wochen nach radikaler PVE wegen T2 G2 N0 M0-Karzinoms der Prostata bei 50jährigem Patienten. **a** TS: Die Vorwölbung (*Pfeile*) in das Lumen des Blasenhalses entspricht einem Artefakt, der durch zu steiles Halten der Sonde hervorgerufen wird. Die Wandung im Anastomosenbereich des medianen (**b**) und paramedianen (**c**) SS ist durch die Muskulatur homogen echoarm

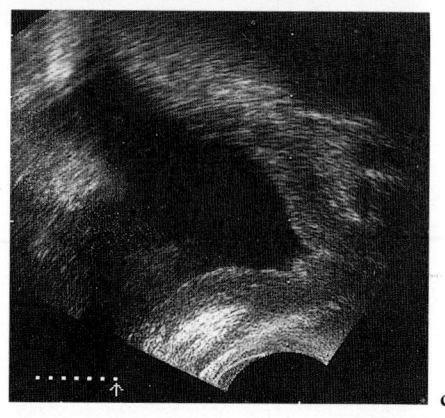

Bildteil

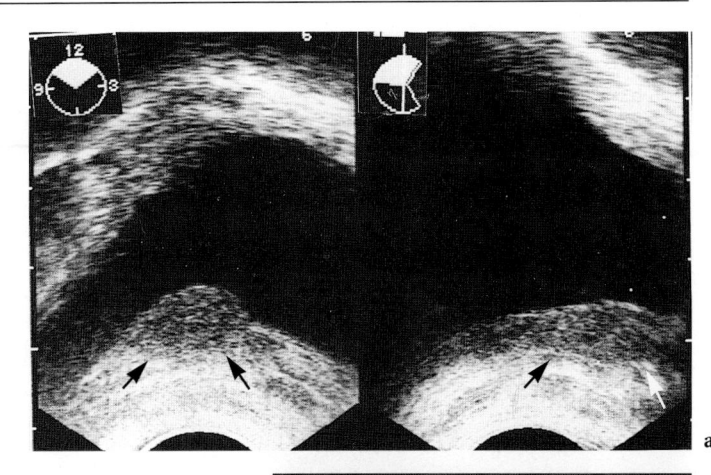

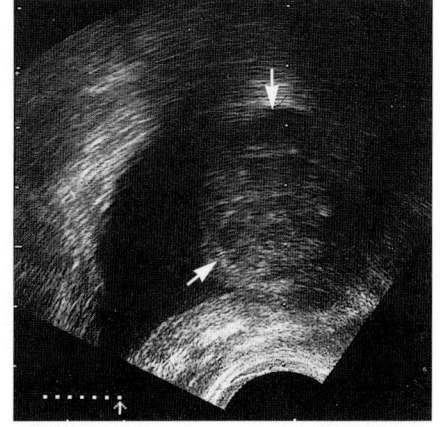

Abb. 9.24. a TS: Kleine, nicht tastbare lokale Metastase (*Pfeile*), 3 Jahre nach radikaler PVE. **b** SS: Die lokale Metastase (*Pfeile*) entwickelt sich stiftartig longitudinal. Histologische Sicherung durch gezielte Biopsie leicht möglich. **c** SS: Größere lokale Metastase nach radikaler PVE, die sich als inhomogene, rundliche Masse (*Pfeile*) von ventral her in die Anastomosenregion und Blase hinein entwickelt

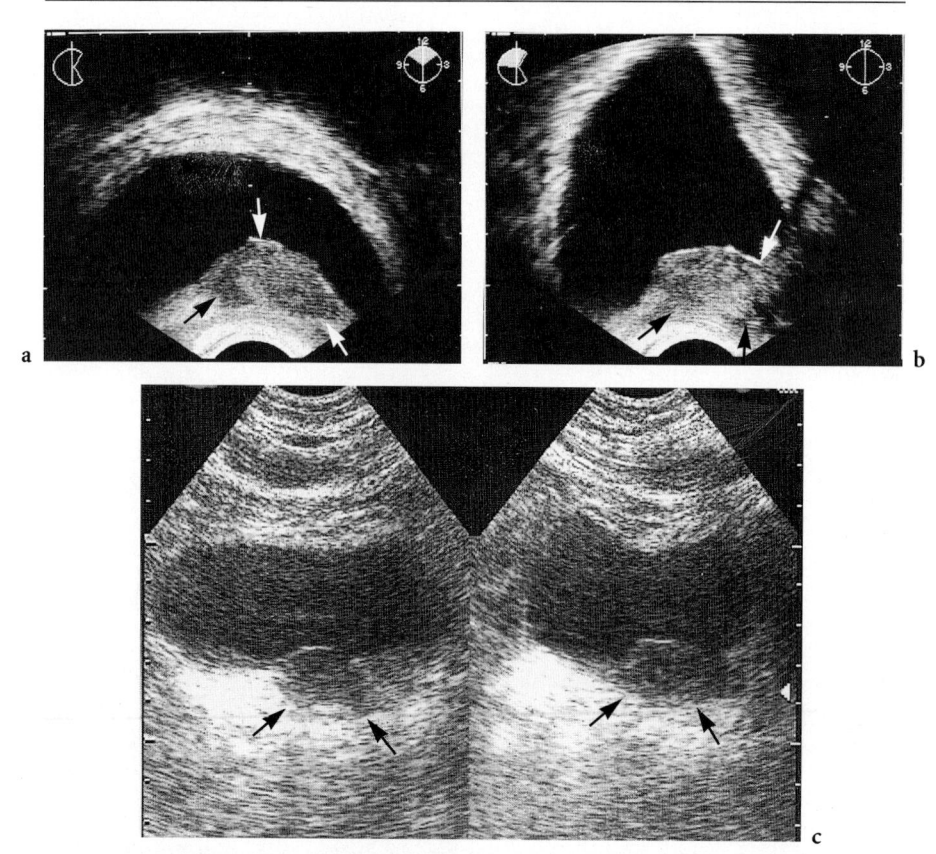

Abb. 9.25. a TS, **b** SS, **c** SPS: Lokale Metastase (*Pfeile*) im dorsalen Bereich der Anastomose, 2 Jahre nach radikaler PVE eines T3 G2 N0 M0-Karzinoms. Die Masse mit 1,8×2,8 cm entspricht palpatorisch einer pfenniggroßen, flachen Induration. Die US-gezielte Biopsie bestätigt den Verdacht: kribriformes G3-Karzinom als Lokalrezidiv. Ein derart großer Befund kann auch durch die SPS sichtbar (*Pfeile*) gemacht werden (**c**)

Abb. 9.27a, b. Ileumneoblase, 8 Jahre zuvor angelegt. **a** TS, **b** SS. Im Vergleich zu Abb. 9.26 ähnelt die Form schon eher einer Harnblase. Die unruhige Kontur läßt an keiner Stelle mehr Darmschleimhaut vermuten. Der Befund kann einer funktionellen Anpassung im weitesten Sinne entsprechen

Das Bild nach der Prostatazystektomie

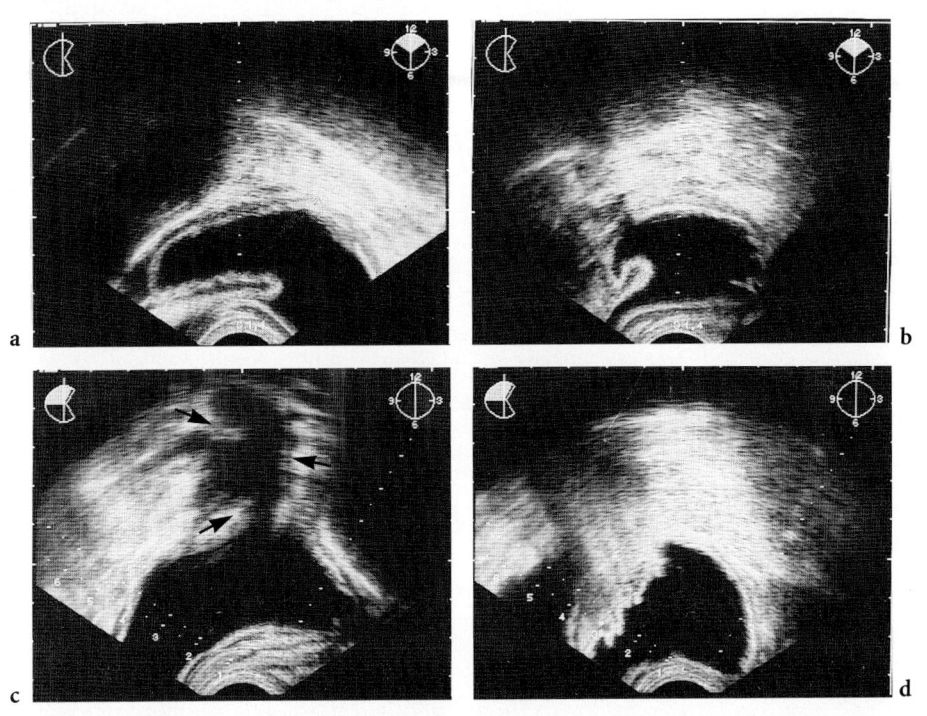

Abb. 9.26 a–d. Zustand 6 Wochen nach Anlage einer Ileumneoblase. Die Untersuchung erfolgt zur Frage einer evtl. Mukozystis. **a** TS kranial, **b** TS kaudal, **c** SS median, **d** links paramedian. Bis auf eine flau konturierte ventrale „Tasche" (*Pfeile*) in **c** ist in allen Schnitten scharf begrenzte, gut aufgelöste Darmschleimhaut bei leicht gefüllter entfalteter Neoblase mit sehr gut verfolgbarer Peristaltik erkennbar; keine Zeichen einer Darmschleimmassierung

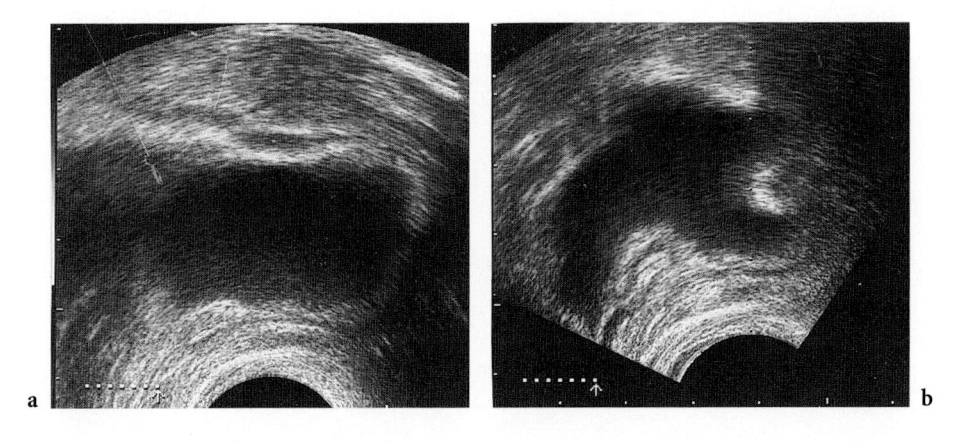

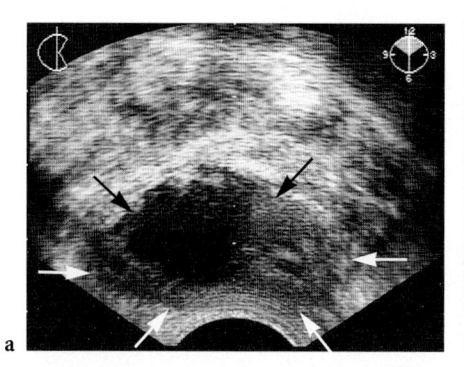

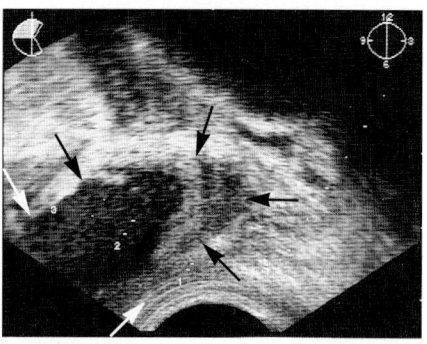

Abb. 9.28 a, b. Großes lokales Tumorrezidiv nach palliativer Prostatozystektomie wegen eines Doppelkarzinoms (T3 G3 der Harnblase und T1 G2 der Prostata). Rektale Palpation: kleine, knollige, derbe Masse auf der Dorsalseite der Symphyse zu tasten. Die lokale Metastase mit zentraler Einschmelzung kann annähernd abgegrenzt werden (*Pfeile*). Auch der sonographische Befund läßt wie schon die Palpation keine andere Deutung zu. Die gezielte Biopsie (**b**) ist trotzdem zur letztlich formalen Sicherung nötig

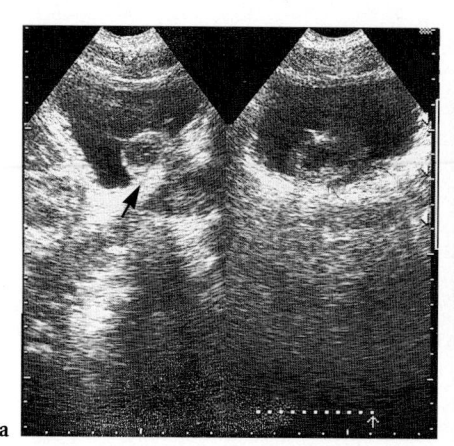

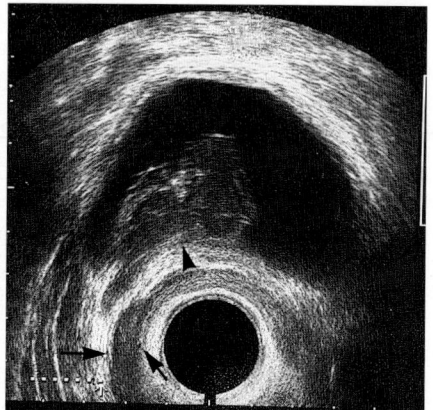

Abb. 9.29. a, b SPS, **c** TRUS, TS. Eine Masse (*Pfeil*) ragt exophytisch in das Blasenlumen (**a** LS, **b** TS). 30jähriger Patient mit häufig auftretenden Schmerzen unbestimmt tief im rechten Becken. Der SPS-Befund wird im TS bei transrektaler Applikation eindrucksvoll bestätigt. In Höhe der rechten Samenblase (*Pfeile*) ragt der randständig etwas echodichtere Prozeß (*Pfeilspitze*) in das Blasenlumen. Diagnose: ureterozelenartige Harnleiterknospe bei rechtsseitiger Nierenaplasie

KAPITEL 10

Die spezielle Problematik der transrektalen Samenblasensonographie

10.1
Die normale Sonomorphologie der Samenblasen

Jede transrektale sonographische Untersuchung beginnt zur Orientierung mit der Darstellung der Samenblasen im TS, etwas oberhalb der Prostatabasis (s. Kap. 2 und 3); das Auffinden ist meist leicht. Nach der allgemeinen Orientierung mit Darstellung des Samenblasenfundus und des Ausführungsganges gehört dann die weitere Aufmerksamkeit der Prostata selbst. Eine direkte Fragestellung an den Zustand der Samenblasen erfolgt vor allem in der Fertilitätsdiagnostik, ansonsten jeweils im Zusammenhang mit der Indikation zur TPS.

Das sonographische Bild der Samenblasen (SB) variiert im TS wie im SS individuell erheblich, so daß ein Hauptkriterium für die Beurteilung die annähernde Symmetrie beider Drüsen ist. In Form und Struktur symmetrisch angeordnete, etwa gleich große Formationen gelten als „Normalzustand".

Die Form dieser „normalen SB" kann im TS zigarrenartig schmal ausgezogen oder kompakt plump sein, deutlich abgesetzt von der Prostatabasis oder auch mehr herangezogen, jeweils aber seitengleich. Die Kontur verläuft entweder durchgehend glatt oder leicht polyzyklisch, maulbeerartig geschwungen, abhängig auch von der getroffenen Schnittebene. Das Echostrukturmuster ist im Vergleich zur angrenzenden CZ oder PZ der Prostata meist homogen und reduziert. Regelhaft sind die Samenblasen einheitlich dorsal zum Rektum und ventral zur Harnblase hin von echogenem Fett in individuell unterschiedlicher Stärke umgeben. Diese dichte Fettgewebsstruktur erlaubt im TS wie im SS eine sichere Abgrenzung. Die dorsale Fettschicht setzt sich im SS erkennbar nach kaudal zur Prostata hin fort, wird aber hier von der Sonde zwischen Prostata und Rektumwand komprimiert. Zwischen der Prostata und der Samenblase entsteht im SS durch die Anhebung der Prostata mit der Sonde ein Niveauunterschied, wodurch die Kontur dann im Übergangsbereich konvexbogig oder im stumpfen Winkel verläuft. Dieser Winkel enthält natürlicherweise das umgebende Fett in Form eines Zwickels.

10.2
Die pathologische Sonomorphologie der Samenblasen

Alle Abweichungen von dieser geschilderten seitengleichen Sonomorphologie geben Anlaß zu differentialdiagnostischen Erwägungen jeweils im Zusammenhang mit der primären Fragestellung an den TRUS.

Einfach kann es sein, etwa im Zusammenhang mit einer unilateralen Epididymitis, eine gleichseitig aufgetriebene Samenblase als entzündliche Veränderung zu identifizieren und ihre Normalisierung mit abklingender Symptomatik zu verfolgen. Allerdings schließen andererseits symmetrische Samenblasen eine Vesikulitis nicht aus.

Auch eine einseitige Abflußbehinderung aufgrund einer mechanischen Verlegung des Ausführungsganges – etwa durch eine Tumorkompression, ein Konkrement, eine Utrikuluszyste oder eine primäre Fehlanlage – kann sonographisch vermutet werden. Durch Punktion und Aspiration (im Falle eines Abszesses), durch KM-Darstellung (bei einer Fehlanlage) oder durch Biopsie (im Falle eines Tumors) kann ein Verdacht weiter geklärt werden.

Für derartige Veränderungen, die nicht selten auch bei höchst unbestimmter Symptomatik eines Patienten gefunden werden, ist der TRUS ein überaus einfaches und dankbares Verfahren, nicht zuletzt, weil eine normale Morphologie eine zumindest gravierende Pathologie ausschließen kann, z. B. auch im Rahmen der Fertilitätsdiagnostik.

10.3
Samenblasenbiopsien und ihre Problematik

Die klinisch wichtigste und sicherlich häufigste Fragestellung aber ist die, ob ein Prostatakarzinom bereits auf die Samenblasen übergegriffen haben könnte. Dieses Wissen ist von größter Bedeutung für die Art der Behandlung. Denn im Falle einer SB-Beteiligung ist eine kurative Maßnahme, etwa eine radikale PVE, kaum noch möglich und sinnvoll. Solche Patienten würde man eher von der radikalen PVE ausschließen, weil T3-Karzinome fast immer schon zu weit fortgeschritten sind. Diese Patienten würden von dem entscheidenden Vorteil einer solchen Operation, nämlich der Heilung vom Krebs, nicht mehr profitieren können, sondern nur die Nachteile in Kauf zu nehmen haben, nämlich die Operation selbst und ihre eventuellen Nebenwirkungen. Es ist bekannt, daß T1- und T2-Karzinome der Prostata seltener (6–15%), T3- und T4-Karzinome aber fast schon in der Hälfte der Fälle die Samenblasen bioptisch als infiltriert nachweisen lassen (Stone 1995). Auch ein PSA-Wert über ca. 20 ng/ml kann schon auf einen möglichen Samenblasenbefall (etwa 25% der Patienten) hindeuten.

Sonographisch gibt es deutliche Hinweise auf einen Samenblasenbefall:
- Das echoarme Strukturmuster des eindeutigen Prostatakarzinoms setzt sich kontinuierlich in die Samenblase fort. Sie wirkt geradezu an die Prostata herangezogen.
- Es besteht kein einheitlicher konvexer Bogen und kein Winkel mehr zwischen dorsaler Kontur der SB und Prostata bei gleichzeitiger Rarefizierung des sonst hier dichten Fettgewebes. Das infiltrierte Gewebe im Übergangsbereich Prostata/SB läßt beim Anheben der Prostata mit der Sonde eine Bogen- oder Winkelbildung nicht mehr zu.

Dies sind grobe Zeichen, die aber dennoch im positiven Fall für ein Staging und damit für die Behandlungsstrategie die Biopsie der betroffenen Samenblase notwendig machen.

Da eine mikroskopische Metastasierung der SB sonographisch naturgemäß nicht erfaßbar ist, könnte sich – auf die Spitze getrieben – die Frage stellen, ob nicht vor jeder geplanten radikalen PVE negative SB-Biopsien gefordert werden müßten.

Grundsätzlich ist die SB-Biopsie technisch genauso einfach möglich wie die der Prostata selbst, auch die Komplikationsraten erhöhen sich dadurch kaum. Man ist aber überrascht, daß der Pathologe trotz eindeutiger Gewebeentnahme aus der SB unter Sicht keineswegs immer SB-Epithel finden kann. Manchmal erhält er lediglich fibromuskuläres Gewebe oder glatte Muskulatur, die auch aus der Darmwand stammen könnte. Gelegentlich wird nach einer SB-Biopsie auch „Prostatagewebe" histologisch beschrieben, das dann aus der Basis der Prostata entnommen worden sein muß. Schließlich repräsentiert eine Biopsie nicht das gesamte Samenblasengewebe, so daß falsch-negative Biopsien im Vergleich zur Histologie des späteren Gesamtpräparates durchaus bekannt sind. Dennoch sind SB-Biopsien wertvoll, weil sie im positiven Fall eine operative Behandlungsstrategie überdenken lassen müssen.

In dieser Situation könnte man sich pragmatisch einer Empfehlung von Pandey (1995) anschließen, nämlich bei einem histologisch gesicherten Prostatakarzinom vor einer geplanten PVE zusätzliche SB-Biopsien dann zu entnehmen, wenn der PSA-Wert über 20 ng/ml und/oder der Gleason-Score der Biopsien über 7 liegt. Mit diesem Konzept lassen sich überraschende postoperative Histologien und vielleicht langfristige Nachteile für den Patienten zumindest stark reduzieren.

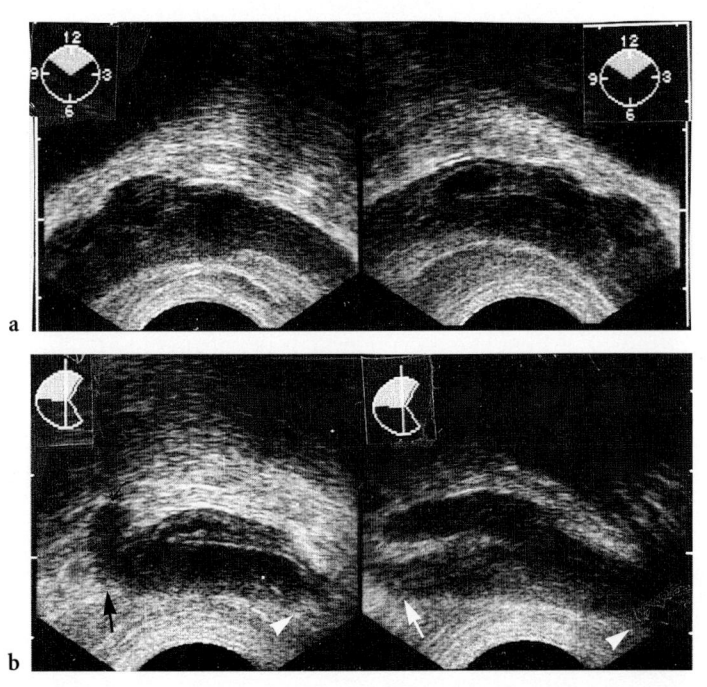

128 KAPITEL 10 **Die spezielle Problematik der transrektalen Samenblasensonographie**

Abb. 10.1. Normale SB im TS (**a**) und im SS (**b**), links im Bild jeweils die rechte, rechts die linke SB. **a** Angenäherte Symmetrie, leicht gewellte Kontur, gute Abgrenzung vom umgebenden Fettgewebe, leicht inhomogen, scheckiges Strukturmuster. **b** Darstellung des Fundus (*Pfeile*) und angedeutet des Halsbereichs (*Pfeilspitzen*) der SB. Einzelne unterschiedliche Drüsenschläuche

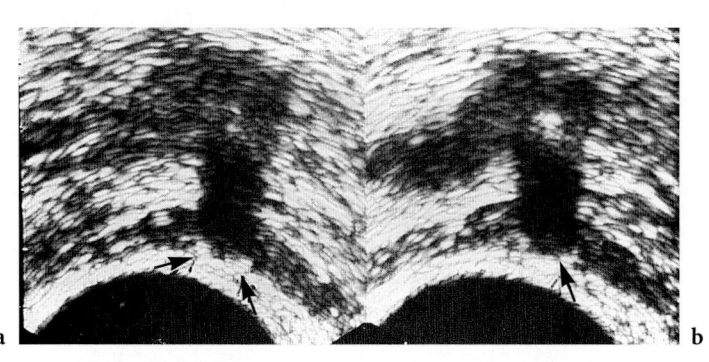

Abb. 10.2 a, b. Zwei TS, beide SB erfassend, in leicht veränderten Ebenen. Linke SB im Vergleich zur sehr zarten Struktur rechts etwas aufgetrieben. Eine massive Verkalkung (*Pfeile*) in der rektumnahen Wand der linken SB bedingt eine monströse Auslöschung; leichte unbestimmte Schmerzempfindung im Bereich des tiefen kleinen Beckens bei 45jährigem Patienten

Abb. 10.3. TS, beide SB erfassend. Beidseits Auftreibung zu maulbeerartiger Form infolge beidseitiger Abflußbehinderung durch eine Utrikuluszyste. Der 35jährige Patient hat seit 2 Monaten heftige Schmerzen bei der Ejakulation

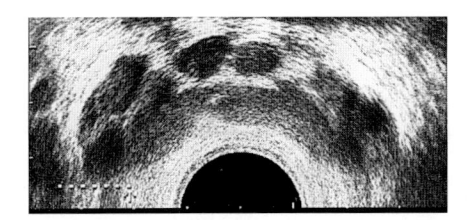

Abb. 10.4. Rechtsseitige Vesikulitis. TS: Im Vergleich zur linken Seite (*Pfeile*) starke Auftreibung nur der rechten SB. Gleichzeitig hat der 30jährige Patient eine akute rechtsseitige Epididymitis. Neben der Größendifferenz fallen die stark vermehrte Echotransmission rechts und das nur rechtsseitig komprimierte Fettgewebe auf

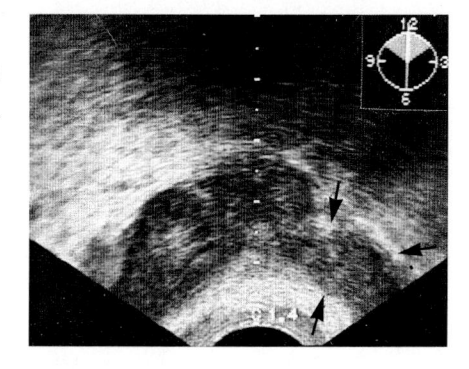

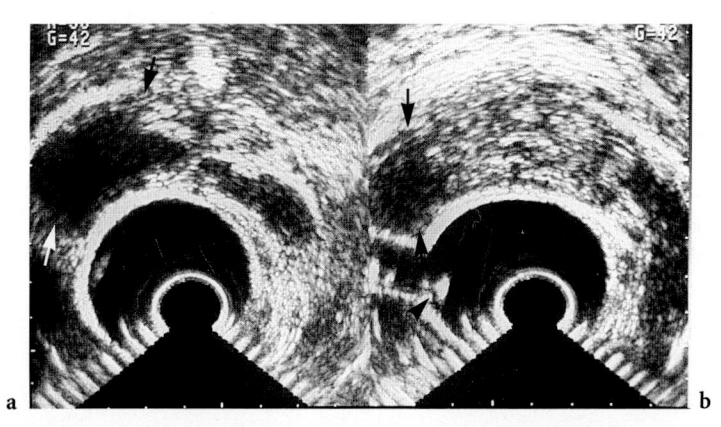

Abb. 10.5 a, b. Aseptische Sekretverhaltung rechts, **a** TS in Höhe beider SB, **b** leicht nach kaudal versetzt in Höhe der Prostatabasis. **a** Sehr starke Größendifferenz bei plumper Auftreibung der rechten SB (*Pfeile*), unregelmäßige Wandkontur rechts, keine vermehrte Echotransmission. **b** Der Prozeß rechts (*Pfeile*) zieht sich weit an die Prostatabasis heran. Luft (*Pfeilspitze*) in der Wasservorlaufstrecke der seinerzeitigen (1989) 5-MHz-Sonde

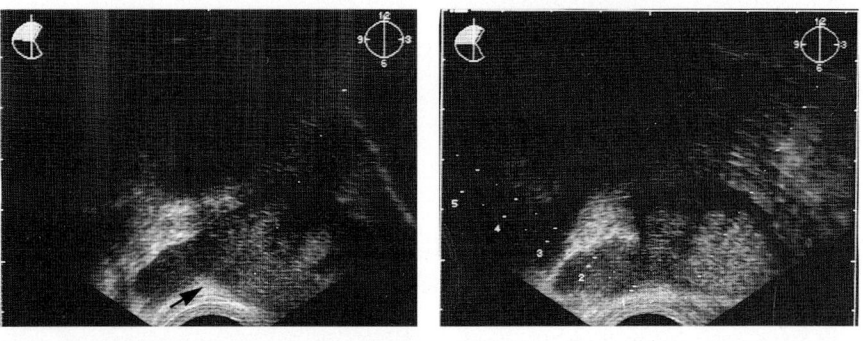

Abb. 10.6. SS: Gegenüberstellung eines normalen (**a**) und eines aufgehobenen (**b**) SB-Prostata-Winkels, damit Hinweis auf eine mögliche Infiltration der SB, etwa durch ein Prostatakarzinom. Die glatte Kontur in **a** verläuft konvexbogig mit einem erhaltenen Fettzwickel (*Pfeil*). In **b** gibt es keinen Bogen, die Kontur verläuft unruhiger, der Fettzwickel fehlt: Indikation zur Biopsie der Samenblase (Cursor-Linien) vor evtl. geplanter radikaler PVE

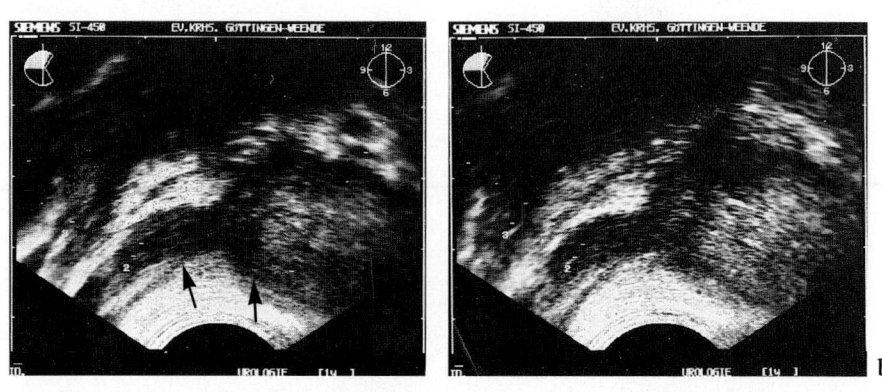

Abb. 10.7 a, b. Tumorinfiltration der rechten SB: 2 SS in leicht veränderten Ebenen. **a** Die echoarme Läsion der Prostatabasis setzt sich kontinuierlich (*Pfeile*) in die eher kleine, plump wirkende SB fort. Der SB-Prostata-Winkel erscheint zwar erhalten, aber das Fett zum Rektum hin ist uneinheitlich, inhomogen infiltriert. In **b** wirkt die kurze SB starr, wodurch der konvexe Bogen SB/Prostata aufgehoben ist. G3-Karzinom der Prostata bei PSA-Wert 0!

Abb. 10.9. a, b TS: Beidseits normale, wenn auch etwas asymmetrische SB; links ist zusätzlich der unauffällige Samenleiter (*Pfeil*) dargestellt. **c** Im linken Lappen der Prostata echoarme suspekte Läsion (*Pfeile*). Mit der Prostatabiopsie wird bei dem 54jährigen Patienten gleichzeitig die SB (**d**) biopsiert. Das deutliche Luftecho (**d**, *Pfeil*) nach der Biopsie zeigt eindeutig die korrekte Entnahme aus der SB an

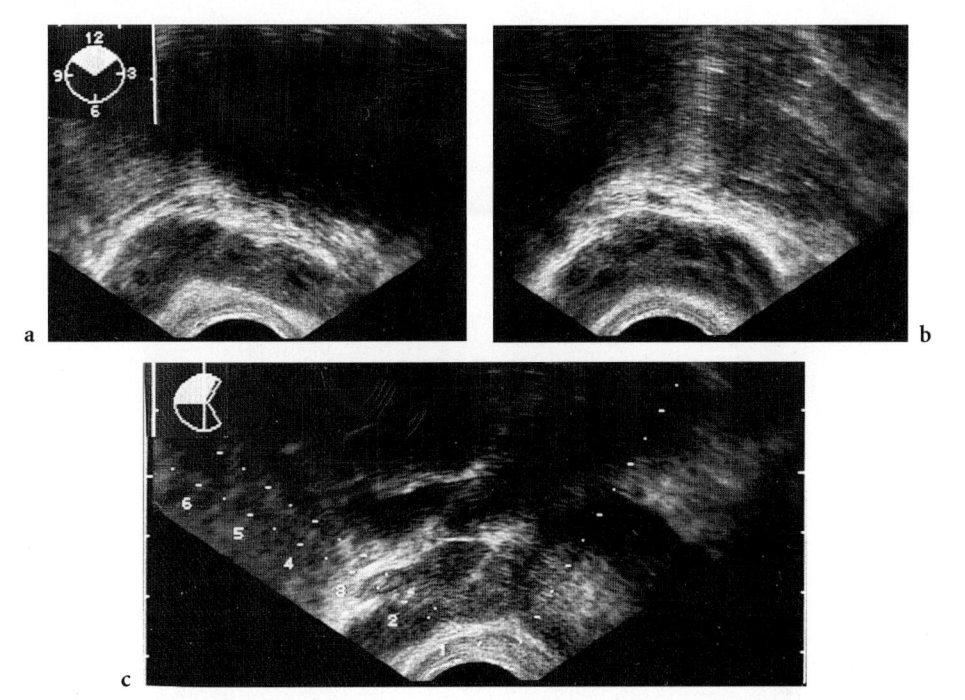

Abb. 10.8. a TS: rechte SB, **b** TS: linke SB, **c** SS: rechte SB. Sonographisch leicht ektasiert (disseminiert echoarme Kompartimente in **a** und besonders in **b**) wirkende SB bei histologisch gesichertem G2-Karzinom der Prostata. Bei einem PSA-Wert von über 20 ng/ml ist die Biopsie der SB (**c**) sinnvoll

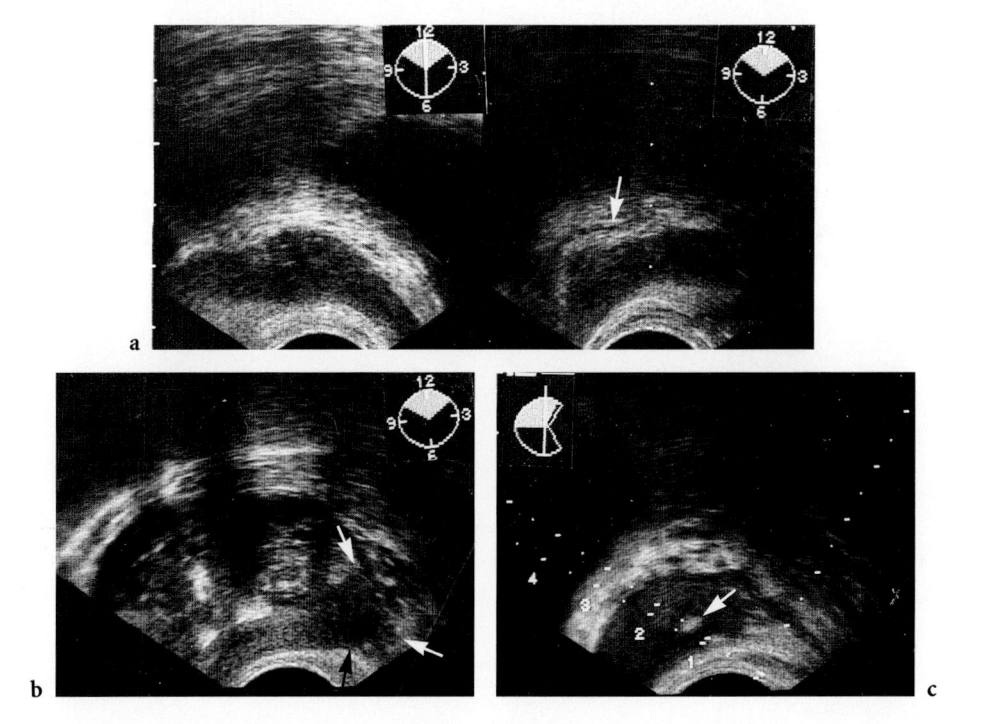

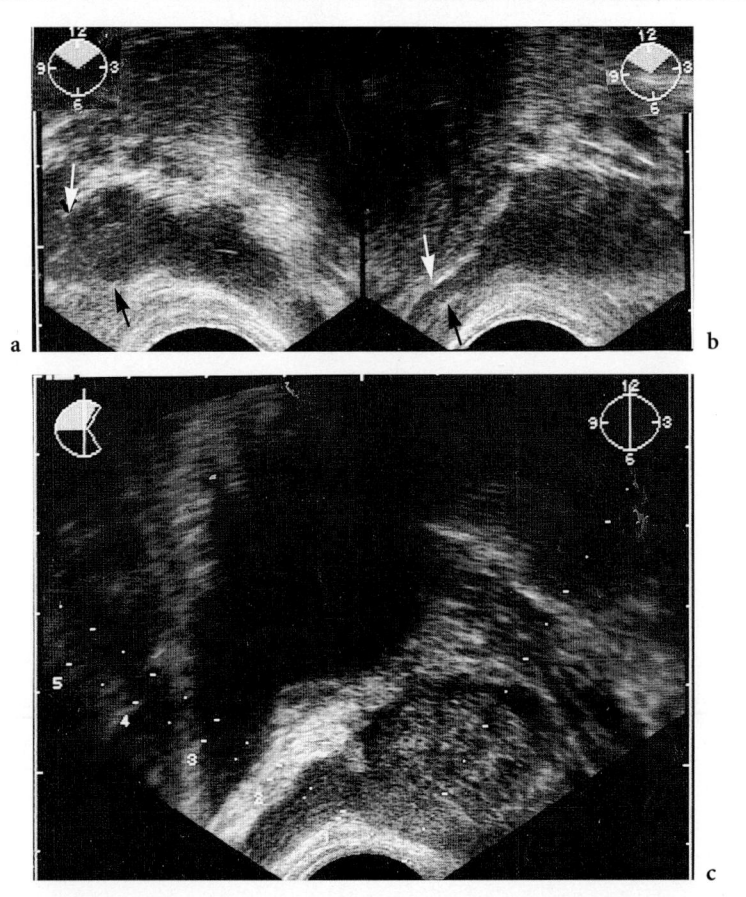

Abb. 10.10 a–c. Normale SB. **a, b** TS, **c** SS. Histologisch gesichertes G2-Karzinom der Prostata. Die SB rechts (**a**) und links (**b**) sind nur in bezug auf das Strukturmuster symmetrisch, nicht in der Form. Rechts ist der Fundus (*Pfeile*), links der Ausführungsgang (*Pfeile*) dargestellt. Im SS (**c**) normaler Prostata-SB-Winkel mit regelrechter Fettinterposition zum Rektum und zur Harnblase hin. Bei einem PSA-Wert von 10 ng/ml besteht bei dieser Konstellation keine Biopsieindikation vor geplanter radikaler PVE. Auch im histologischen Präparat bei T2 G2-Karzinom fand sich kein SB-Befall

KAPITEL 11

Die Bedeutung neuerer Techniken für die aktuelle sonographische Diagnostik der Erkrankungen von Prostata und Samenblasen

11.1
Die farbkodierte Dopplersonographie (FKDS)

Im urologischen Alltag wird die FKDS bereits zur Klärung von Fragestellungen im Zusammenhang mit der Transplantatniere, der intraskrotalen Diagnostik und der erektilen Dysfunktion eingesetzt.

Noch nicht beurteilbar ist der aktuelle Stellenwert der FKDS in der Tumordiagnostik – so auch der der Prostata. Tumorgewebe hat bekannterweise eine andere Vaskularisation als normales Gewebe. Ein Tumor wird entweder aus präexistenten Gefäßen versorgt, oder er „zapft" benachbarte Gefäße an, oder er bildet überstürzt eigene Gefäße (Neovaskularisation) (Cochlin 1994). Da die Farbkodierung – ab einer bestimmten Strömungsgeschwindigkeit – die Blutströmung und damit Blutgefäße und Gefäßarchitektur darstellt, müßten sich also Durchblutungsunterschiede, z. B. zwischen einem Tumorbereich und einer sonst normalen PZ der Prostata, nachweisen lassen können. Weil solche überstürzt neugebildeten Tumorgefäße kaum Wandmuskulatur haben, müßte der Widerstand in diesen Endothelschläuchen niedrig, der Blutfluß also langsam sein. Allerdings wird man die Neovaskularisation eines Prostatakarzinoms, das eine Verdopplungszeit von vielleicht einem Jahr hat, z. B. nicht mit der eines sehr schnell wachsenden Hodentumors vergleichen können.

Inzwischen stehen transrektale elektronische Sonden – nur diese sind farbfähig – zur gepulsten Dopplersonographie für die Farbkodierung der Blutströmung in der Prostata zur Verfügung. Erfahrungsberichte zeigen, daß sich damit tatsächlich Durchblutungsunterschiede nachweisen lassen (Kelly 1993; Cochlin 1994; Hammerer 1995; Miller 1995). Überraschenderweise aber fand man in bekanntem Tumorgewebe einen Blutfluß*anstieg* und eine etwas höhere Signalgebung in diffuser oder fokaler Form oder auch in der unmittelbaren Umgebung eines Tumors. Ein nachweisbarer Flußanstieg innerhalb eines isoechogenen, homogen erscheinenden Strukturmusters könnte also eine tumoröse Herdsetzung vermuten lassen. Kelly (1993) hat in einem von 158 Fällen einen solchen Nachweis erbringen können, bei dem die TPS sonst unauffällig war. Dennoch muß der fokale Flußanstieg – unabhängig von Ausmaß und Ort – als gänzlich unspezifisches Kriterium gelten (Hammerer 1995), weil er in der Nähe des

NVB, der Rektumwand, in Entzündungsherden, wie auch in BPH- und anderen Arealen zu finden ist. Man kann also eine differente Durchblutung identifizieren, ihr aber keine tumorspezifische Bedeutung zumessen.

Schon 1984 wurden in der urologischen (Bertermann) und populärwissenschaftlichen Literatur transrektale Prostataschnittbilder publiziert, in denen Tumorgewebe exakt mit Farbe belegt war. Das Verfahren wurde Color-Image-Analyse (CIA) genannt und ließ auch die größten Skeptiker des Ultraschallverfahrens aufhorchen. Die Herstellung war mit einer komplizierten Computertechnik erfolgt, erwies sich jedoch im Verlauf, trotz großer weiterer Anstrengung, als nicht reproduzierbar und fand schließlich keine weitere Anwendung und Verbreitung mehr.

Als erfolgversprechender könnte sich die sog. CDE-Technik (Color-Doppler-Energie) erweisen, obwohl es für die Prostatadiagnostik noch kaum Informationen gibt. Dabei wird die Energie des Dopplersignals, das von der Blutbewegung erzeugt wird, gemessen und farbig kodiert. CDE ist vom Aufsetzwinkel der Sonde und der Blutströmungsgeschwindigkeit weniger abhängig. Deshalb können damit sehr langsame Blutflüsse nachgewiesen werden, etwa in ganz peripheren Bereichen, in denen die konventionelle Dopplertechnik versagt, z. B. ganz peripher im Nierenparenchym jenseits der Arcuata-Gefäße oder in den Bereichen tiefer Venenthrombosen. Für Tumoren, die infolge ihrer muskelarmen oder muskellosen Gefäße kaum eine Strömung, sondern eher eine geringe Perfusion haben, könnte CDE eine Diagnosemöglichkeit werden, wie etwa schon beim Screening des Ovarialtumors versucht wurde (Sohn, 1993).

11.2
Die 3 D-Sonographie

Zur Verbesserung der sonographischen Information steht ein weiteres faszinierendes Verfahren zur Verfügung, nämlich die 3 D-Sonographie. Sie hat in der Geburtshilfe für die pränatale Fehlbildungsdiagnostik durch die Möglichkeit der Oberflächendarstellung, etwa im Gesicht, bereits eine wichtige praktische Bedeutung.

Das 3 D-Verfahren impliziert eine koordinierte parallele Schnittbildfolge, die durch Drehung der Schnittebene im Zentrum des SK erreicht wird. So entsteht ein Volumenblock, der bewegt und von allen Seiten betrachtet werden kann. Schnitte sind in diesem Block in allen Ebenen möglich, also auch in der horizontalen. Die In-Situ-Applikation ist dabei kaum verlängert, der Schallkopf benötigt etwa 5 s zur Aufnahme von 60 Ultraschallbildern, die „real time" in den Computer gegeben werden. Die Berechnung zum räumlich-transparenten Bild dauert dann etwa 1–2 min.

So läßt sich in der Nachbearbeitung, also unabhängig von der Anwesenheit des Patienten, ein wesentlich besserer dreidimenionaler Eindruck von der interessierenden Region zusammensetzen. Man glaubt z. B. erkennen zu können, daß gutartige Mamma- oder auch Ovarialtumoren eine ganz andere äußere Form und Oberfläche haben als Malignome.

Für die Prostata wäre beispielsweise die Volumetrie eines Tumors ein klinisch enorm wichtiger Schritt zur Klärung einer Kapselüberschreitung oder einer Samenblaseninfiltration. Es gibt schon seit geraumer Zeit intensive Bemühungen mit dieser Option und auch Berichte (Strasser 1993; Hoffmann u. Lempe 1995) über eine verbesserte präoperative Voraussage mit diesem Verfahren. Unverzichtbare Voraussetzung für eine eindeutige Aussage wäre aber die exakte Darstellbarkeit von Tumorgewebe innerhalb seiner Grenzen. Solange diese, makroskopisch reproduzierbar, nicht möglich ist, ergibt sich mit dieser (relativ teuren) Technik bislang keine zusätzliche, klinisch wichtige Information im Rahmen der Prostatadiagnostik – im Gegensatz etwa zur Tumorvolumensonographie der Mamma und anderer Organe (Sohn 1990).

11.3
Innovationen – was bleibt?

In jüngster Zeit wird eine höhere Auflösung mit transrektalen 10-MHz-Schallköpfen angestrebt, eine Möglichkeit, die letztlich eher der Differenzierung der Rektumwand zugute kommt als der Prostatadiagnostik.

Obwohl viele Ideen und Innovationen unter klinischen Aspekten in einer Sackgasse enden, sind sie dennoch nötig und wertvoll. Denn immer wieder erweist sich die eine oder andere, wenn auch mit zeitlicher Verzögerung, erfolgreich und zukunftsträchtig, wie z.B. die Entwicklung der multiplanaren transrektalen Ultraschallsonde mit der Möglichkeit der Biopsierung in praktisch jedem Bereich der Prostata und Samenblasen. Diese Sonde hat die Prostatadiagnostik eindrucksvoll verbessert und für den Patienten erleichtert. Sie ist inzwischen für Klinik und Praxis unverzichtbar geworden.

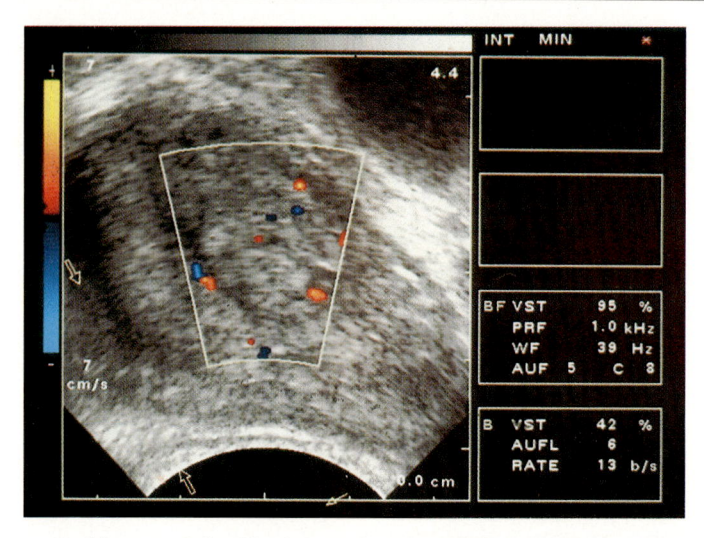

Abb. 11.1. Das Farbfenster wird willkürlich in den SS einer im B-Bild unauffälligen Prostata gelegt, wobei die Farbskala (links im Bild) auf eine Flußgeschwindigkeit von 7 cm/s eingestellt ist. Man erkennt etliche Gefäßanschnitte, die regelmäßig nachweisbar sind und keine Besonderheit signalisieren [1]

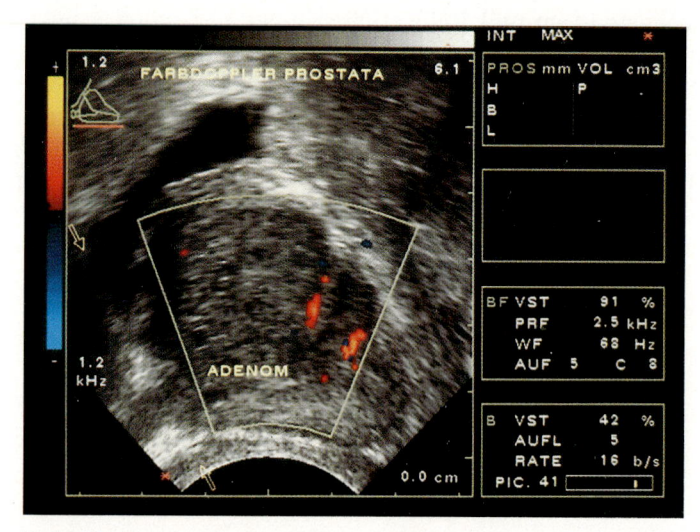

Abb. 11.2. SS durch eine adenomatöse T-Zone. Zufällig angeschnittene größere Gefäße; ein besonderes Gefäßmuster, das für ein Adenom typisch sein könnte, ist nicht erkennbar. Die Diagnose „Adenom" ergibt sich aus den typischen Kriterien des B-Bildes. Restharn in der Blase (*oberer Pfeil*), gut aufgelöste Rektumwand (*unterer Pfeil*) [1]

---

[1] Für die Abbildungen 11.1–11.4 danke ich Herrn Priv.-Doz. Dr. S. Miller, Chefarzt der Urologischen Klinik des Knappschaftskrankenhauses in Gelsenkirchen-Buer.

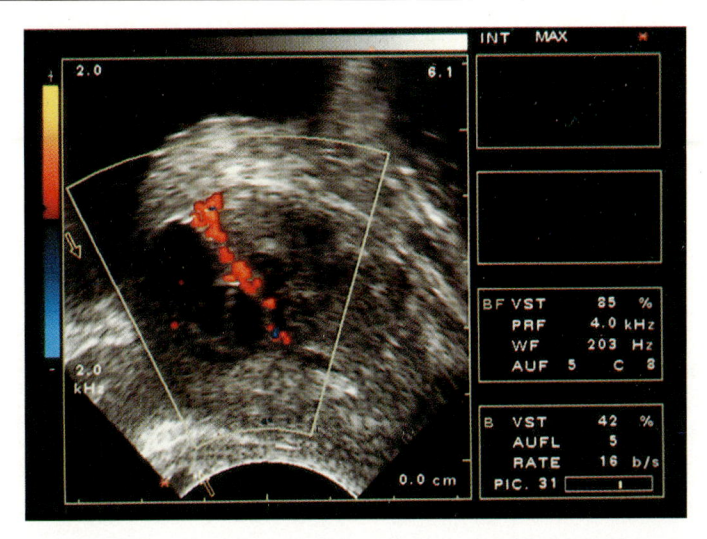

Abb. 11.3. Weit fortgeschrittenes Prostatakarzinom im SS mit zahlreichen kleinen und einem recht großen Gefäßanschnitt. Dieses Gefäßmuster ist ebenfalls zufällig. Karzinomtypisch dagegen sind die Kriterien des B-Bildes in diesem wegen des großen Gefäßes gewählten Schnitt: echoarme Läsion mit fingerartiger peripherer Ausbreitung[1]

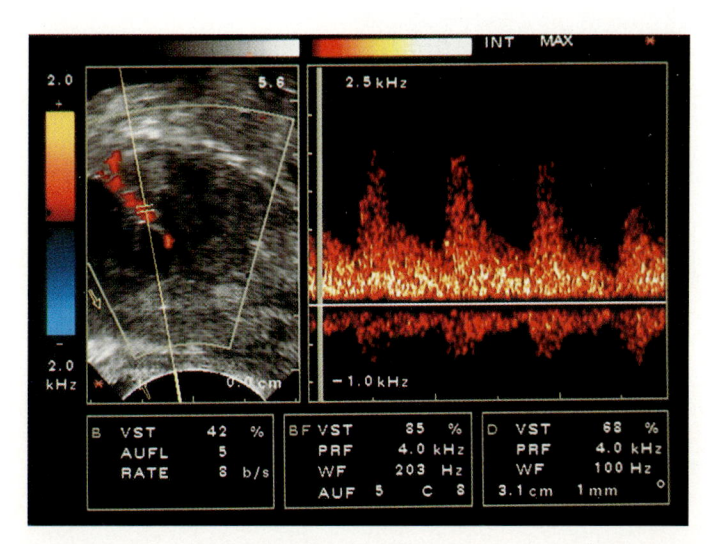

Abb. 11.4. Großes Tumorgefäß mit „sample volume" in einem TS. Durch Messung von 3 guten Dopplerpotentialen (rechts im Bild) kann man Indizes, etwa den Resistance-Index (RI), bestimmen. Der Wert solcher Messungen für eine eventuelle Differentialdiagnose ist allerdings noch ungeklärt[1]

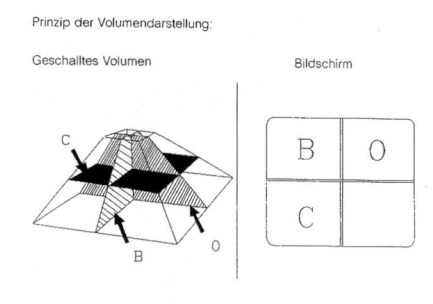

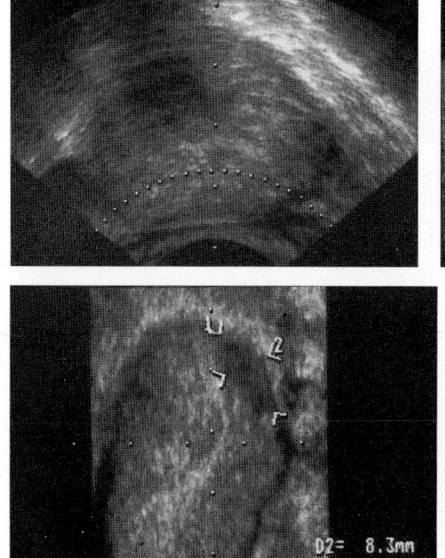

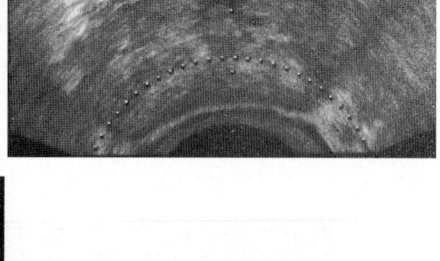

Abb. 11.5. Prinzip der Volumendarstellungen, rechts die Ebenen auf dem Monitorbild. *B* Querschnitt, *O* Längsschnitt, *C* horizontale Schnittebene – berechnet aus B und O [2]

Abb. 11.6. Randständige echoarme Läsion, die im Horizontalschnitt (unten) deutlicher wird als im Quer- und Längsschnitt und exakt vermessen werden kann [2]

---

[2] Für die Abbildungen 11.5–11.7 danke ich Herrn PD Dr. L. Hoffmann, Urologische Klinik, Klinikum der Stadt Gera.

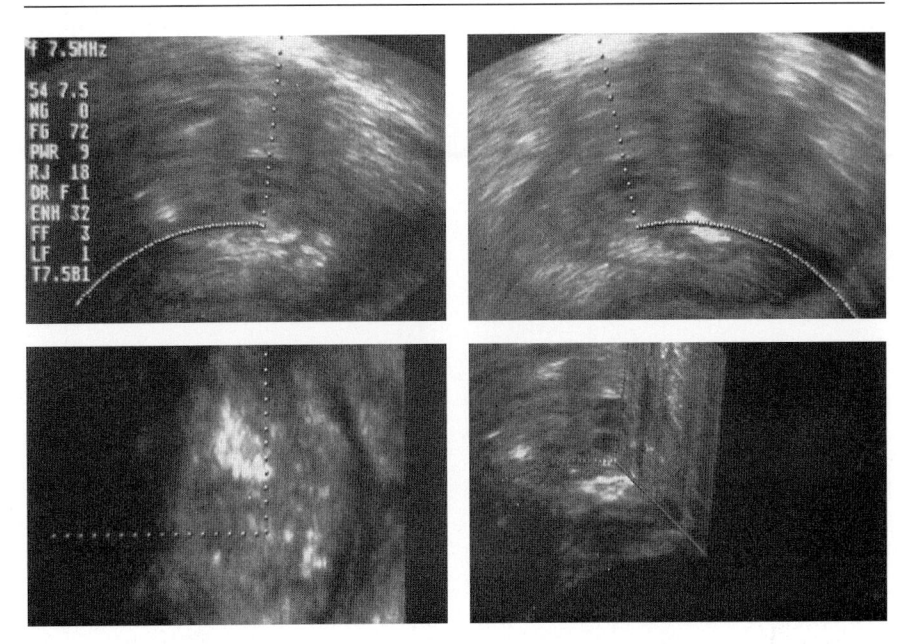

Abb. 11.7. Die Ausdehnung von Corpora amylacea in der Transitionalzone ist eindeutig zu sehen, jeweils in den 3 Einzelschnittebenen. Dazu das Kombinationsbild aus 3 Ebenen, in dem zusätzlich die kleinzystischen Veränderungen gut identifizierbar sind [2]

Literatur

Aarnink RG, Huynen AZ, Giesen RGB, de la Rosette JJMCH, Debruyne FMJ, Wijkstra H (1995) Automated prostate volume determination with ultrasonic imaging. J Urol 153:1549–1554

Allepuz Losa CA, Sanz Velez JI, Gil Sanz MJ, Mas LP, Rioja Sanz LA (1995) Seminal vesicle biopsy in prostate cancer staging. J Urol 154:1407–1411

Bartels H (1981) Urosonographie. Springer, Berlin Heidelberg New York

Bartels H, Brüggeboes B, Glaser F (1992) Prostata-Karzinom: Verbesserte Früherkennung mit ultraschallgezielter Biopsie. Dt Ärztebl 89, 11: A1 906–912

Benson MC, Whang JS, Olsson CA, McMahon DJ, Cooner WH (1992) The use of prostate specific antigen density to enhance the predictive value of intermediate levels of serum prostate specific antigen. J Urol 147:817–821

Bertermann H (1989) Stellenwert der transrectalen Sonographie bei der Früherkennung des Prostakarzinoms. Urologie Nephrologie 1/2:81–82

Bertermann H, Loch T, Gouge J (1989) Computergesteuerte Ultraschallbildanalyse. Urologie Nephrologie 1:24–30

Brüggeboes B, Glaser F, Bartels H (1991) Transrektale Prostatasonographie (TPS) mit US-gezielter histologischer Biopsie im gleichen Arbeitsgang. Urologe (B) 31:19–23

Cochlin LC, Dubbins PA, Goldberg BB, Alexander AA (1994) Urogenital Ultrasound. Chapman & Hall, London

Cooner WH (1990) Reducing rectal injury from sonographically guided transrectal needle biopsy of prostate. The "rule of finger". Urology 36:191–192

Debruyne FMJ (1994) BPH or prostate cancer? An ultrasonographic challenge. Symposium report: New Trends in the Diagnosis and Management of Prostate Disease. Davos, Switzerland

Denkhaus H, Becker H, Bücheler E (1981) Befunde bei Prostatakarzinomen und -adenomen in der suprapubischen Prostatasonographie. Fortschr Röntgenstr 135:285

Denkhaus H, Dierkopf W, Grabbe E, Donn F (1983) Comparative study of suprapubic sonography and computed tomography for staging of prostatic carcinoma. Urol Radiol 5:1

Dock W, Grabenwöger F, Metz V, Eibenberger C, Farres MT (1991) Tumorvascularisation: assessment with Duplex sonography. Radiology 181:241

Fehr JL, Kronage H (1990) Importance of prostatic sonography in the evaluation of conservative therapy of prostatic hyperplasia. Urol Int 45:231–233

Fleischer AC (1996) Early detection of ovarian cancer with Color Doppler Sonography. Medical Imaging Vol. VI, 3:12–15

Frentzel-Beyme B, Schwarz J, Aurich B (1982) Das Bild des Prostataadenoms und -karzinoms bei der transrektalen Sonographie. Fortschr Röntgenstr 137:261–265

Frentzel-Beyme B, Aurich B, Drakopoulos A (1983) Die transrektale Prostatasonographie in der Krebsfrüherkennung. Arbeitstagung Prostatasonographie, 29.–30. April Berlin

Giesen RJB, Huynen AL, Arnink RG, de la Rosette JJMCH, v. d. Kaa C, Oosterhof GON, Debruyne FMJ, Wijkstra H (1995) Computer analysis of transrectal ultrasound images of the prostate for the detection of carcinoma: a prospective study in radical prostatectomy specimens. J Urol 154:1397–1400

Greene DR, Egwa S, Hellerstein DK, Scardino PT (1990) Sonographic measurements of transition zone of prostate in men with and without benign hyperplasia. Urology 36:293–299

Hammerer PG (1995) Sonographische Diagnostik des Prostatakarzinoms. Ultraschall Klin Prax 10:88-93
Holm HH, Gammelgaard J (1981) Ultrasonically guided precise needle placement in the prostate and seminal vesicles. J Urol 125:385-387
Holm HH, Northered A (1974) A transurethral ultrasonic scanner. J Urol 111:238-240
Kelly JMG, Lees WR, Richards D (1993) Prostate cancer and the role of Color Doppler US. Radiology 189:153
Kreft B, Tanimoto A, Schild H (1995) Magnetresonanztomographie des Beckens TW. Urologie Nephrologie 7, 6:401-407
Lee F, McLeary RD (1987) Ultrasound guided biopsy techniques: transperineal and transrectal. Second International Symposium on Transrectal Ultrasound in Diagnosis and Management of Prostate Cancer. Detroit/Michigan 21-22
Lee F, Gray M, McLeary RD, Meadows TR (1985) Transrectal ultrasound in the diagnosis of prostate cancer: location, echogenicity, histopathology and staging. Prostate 7:117
Lee F, Littrup PJ, Torp-Pederson ST (1988) Prostate cancer: comparison of transrectal US and digital rectal examination for screening. Radiology 168:389-394
Loch EG, Gaca A, Wessels G (1977) Ultraschalldiagnosen mit Datengeräten zur Erkennung von Tumorerkrankungen. Urologe (A) 16:356-359
Loch T, Gouge J, Bertermann H (1987) Rechnergestützte Realtime-Farb-Sonographie zur objektiven Bildanalyse. Ultraschall Klin Prax 2:242-244
Lorenz R (1990) Transurethrale Sonographie besser als transrectale? Vortrag Deutsch-Österreichischer Röntgenkongreß, Karlsruhe
McNeal JE (1975) Structure and Pathology of the Prostate. In: Goland M (ed) Normal and abnormal growth of the prostate, pp 53-65. Thomas, Springfield/Il USA
McNeal JE, Bostwick DG, Kindrachuk RA, Redwine EA, Freiha FS, Stamey TA (1986) Patterns of progression in prostate carcinoma. Lancet 1:60-63
Miller SM (1995) Differenzierung zwischen PCa und BPH: Farbcodierte Doppler-Sonographie TW. Urologie Nephrologie 7:396-398
Nielsen L, Iversen P, Holm HH (1988) Ultrasonically guided 125 J seed implantation and external irradiation in localized prostatic cancer. 3rd International Symposium on Transrectal Ultrasound of the Prostate. Kiel, 8-10th Sept
Ohori M, Wheeler ThM, Dunn JK, Stamey ThA, Scardino PT (1994) The pathological features and prognosis of prostate cancer detectable with current diagnostic tests. J Urol 152:1714-1720
Pandey P, Fowler JE, Seaver LE, Feliz TP, Brooks JP (1995) Ultrasound guided seminal vesicle biopsies in men with suspected prostate cancer. J Urol 154:1798-1801
Partin AW, Yoo J, Carter HB, Pearson JD, Chan DW, Epstein JI, Walsh PC (1993) The use of prostate specific antigen, clinical stage and Gleason score to predict pathological stage in men with localized prostate cancer. J Urol 150:110
Resnick MI, Willard JW, Boyce WH (1978) Ultrasonic evaluation of the prostate nodule. J Urol 120:86
Riedl R, Beer M, Schmidt H, Saul Ch, Jocham D (1989) Klinische Wertigkeit der NMR-Tomographie, Computertomographie und transrektalen Sonographie in der Stadieneinteilung des Prostatakarzinoms. Akt Urol 20:295-299
Rifkin MD, Alexander A, Pisarchick J, Matteucci T (1991) Palpable masses in the prostate: superior accuracy of US-guided biopsy compared with accuracy of digitally guided biopsy. Radiology 179:14-41
Scardino PT, Shinohara K, Wheeler TM, Carter SC (1989) Staging of prostate cancer: value of ultrasonography. Urol Clin North Am 16:713-734
Shapiro E (1990) Embryologic development of the prostate. Urol Clin North Am 17:487-491
Sohn C (1993) Ultraschall - zukünftige Entwicklungen. Die 3 d-Sonographie. Management Krankenhaus 6:40-41
Sohn C, Grotepass J (1990) Three dimensional organ image using ultrasound. Ultraschall Med 11/6:295-301
Stamey TA, Yang N, Hay AR, McNeal JE, Freiha FS, Redwine EA (1987) Prostate-

specific antigen is the serum marker for adenocarcinoma of the prostate. N Engl J Med 317:909–916
Stone NN, Stock GR, Unger P (1995) Indications for seminal vesicle biopsy and laparoscopic pelvic lymph node dissection in men with localized carcinoma of the prostate. J Urol 154:1392–1396
Strasser H, Janetschek G, Bartsch G (1993) Der zonale Aufbau der Prostata in der transrektalen dreidimensionalen Sonographie. Urologe (A) 32, Suppl 46
Terris MK, Stamey TA (1991) Determination of prostate volume by transrectal ultrasound. J Urol 145:984
Terris MK, McNeal JE, Stamey TA (1992) Detection of clinically significant prostate cancer by transrectal ultrasound guided systematic biopsies. J Urol 148:829
Thomsen HS (1995) Applications in genitourinary imaging. Med Imag Int 1/2:12–17
Watanabe H, Kaiho H, Tanaka M, Terasawa Y (1971) Diagnostic application of ultrasonography to the prostate. Invest Urol 8:548
Weidner W (1988) Use of transrectal ultrasound of the prostate in prostatitis. 3rd International Symposium on Transrectal Ultrasound of the Prostate, Kiel, 8–10th Sept
Wild JJ, Reid JM (1955) Echographic tissue diagnosis. Proceedings of the Fourth Annual Conference on Ultrasonic Therapy, 1

Sachverzeichnis

Die in *kursiv* hervorgehobenen Stichwörter verweisen auf Erwähnungen in den Abbildungslegenden.

Abträufphaenomen *48*, 60
Adenomektomie 101, 102
– Loge nach *112*ff
Adenomyofibromatose 45, 59
– Echomix bei 46, *48*, *52*
Adenomregenerate 101, *110*
Adenomresiduen 101, *110*
Adhäsionszeichen *31*, 64, 65, *76*, *83*, *98*
Anaerobe Keime 6, 88
Antibiotikaprophylaxe 6, 88
Applikation 2
– rektale 2
– transurethrale 2
Artefakte 105, *120*
Äußere Drüse 13
Auslöschungsphaenomen *23*, *24*, *93*

Befunddokumentation 5, 10, 11
Biopsie 87ff
– anteriore 47, *93*
– herdgezielte 3, 88
– perineale 88
– transrektale 88
Biopsieindikation 5
Biopsiekanüle 5
Biopsiekomplikationen 88, *96*
– Prophylaxe 88
Biopsienadelreflex *67*ff, *96*
Biopsietechnik 89
Blutgefäßströmung 133, 134
Bulbomembranöse Anschnitte 8, *15*, *22*

Centrale Zone (CZ) 13, 14, *19*
Chirurgische Kapsel 14, 17
Colliculus *21*
Color-Doppler-Energie (CDE) 134
Color-Image-Analyse 134
Computertomographie (CT) 3
Corpora amylacea 14, 20, *23*, *24*
– im 3-D-Bild *139*

Denonvillier-Faszie 14
Diameter 6, 16
– bei Karzinomverdacht 61, *79*
Digitorektaler Befund 45

Digitorektale Untersuchung 5, 58
Dopplersonographie 133
– farbcodierte 133
3D Sonde 6, 134
Ductus ejaculatorius *21*, 37
Durchmusterung der Prostata 7, 8, *66*

Echoarme Laesion 59, 62, *66*ff
– Differentialdiagnose 59, *95*
Ellipsoidformel 16
Endfire Sonde 6
Endopelvine Faszie 14

Farbcodierung 133
Farbfenster *136*
Fertilität 30, *35*, 37, 38, 126
Fett-Faszien-Schicht 14, *51*, *52*
Fettzwickel 15, 64, 65, *125*, *130*
Fibromuskuläres Stroma 13, 14, *95*
Finasteridmedikation 47, *54*
Flußgeschwindigkeit *136*
Formularvordruck 11

Gefäßmuster 136ff
Gewebecharakterisierung 2
Gewebsdystrophie 29, *35*, 100, 102, *115*

Haemorrhoiden 5, *96*
Hormonentzug 103
Hydroxylapatite 14
Hyperplasie 45
– fibromuskuläre *32*
– glanduläre 45
– stromale 45, *49*

Ileumneoblase 105, *122*, *123*
Incidental-Karzinom 46, 63, *111*
Innere Drüse 13

Kapselfett 21
Kapselkontur 60, *77*
– Differentialdiagnose 60, *76*
– Unregelmäßigkeiten 60, *74*, *77*, *95*
Karzinomkriterien 57ff, *137*
– postoperative 101, *111*

Sachverzeichnis

Knie-Ellenbogenlage 5
Kondom 6, 9

Lebensqualität 106
Linksseitenlage 7
Logenkontur 101, 102, *106*ff
Lokalanaestheticum 7
Luftreflexe *76*, *91*
– in der Samenblase *131*

Magnetresonanztomographie (MRT) 3, 64, 65
Mediane Barre 53, 100, *112*
Meßmethoden 16
Mittellappen 46, *53*
Mittelschatten 60
Müller'sche Gangzyste 37, *39*
Muskulus levator urethralis 8

Nadelführung 5, 6
Neovascularisation 133
Neurovasculäres Bündel 8, 15, *19*, *21*, 61

Obstruktion *21*, 37, *44*, 45, 103
Organverformung *79*ff
Ovarialtumoren 134

Periphere Zone 13, 14, *19*
Periurethrale Drüsen 13, 14, *19*, 45
Planimetrie 16
Plexus Santorini 15, *20*, *21*, *93*, *109*
Prostata-Abszeß 28, *33*
– -Drainage 29
Prostata-Adenom 13
Prostata-Hyperplasie 45, *48*
Prostata-Kapsel 21
– chirurgische 14, 17
– echte 48, *50*, *51*
– -Differentialdiagnose 84, 102, *115*
– -Kapselkarzinom *85*
Prostatakarzinom 57ff
– Anhiebsdiagnose 62, *68*ff
– in der CZ 63, *66*ff
– fortgeschrittene 73, 74, 77, *81*
– Kapseldurchbruch 64ff, *76*
– Malignitätskriterien 59ff
– ohne sonographische Zeichen 63, *97*
– Progreß *118*
– Relaps 104
– Rezidiv 105
– -Biopsie 105
– – nach PVE *121*ff
– Samenblasenbefall 64, *82*
– Screening 65
– in der TZ 63, *53*, *54*

Prostata-Resektion 99
– Loge nach *106*ff, *111*
Prostata-Samenblasenwinkel *83*, 125, 127, *130*ff
Prostatastrukturmuster 103
– nach behandeltem Karzinom 103, *117*ff
– nach Bestrahlung 103, *117*
– nach TUR 100
Prostatismus 19
Prostatitis 27
– akute 27, *31*, *32*
– chronische 29, *35*
– fokale 28, *31*, *32*
– granulomatöse 30, *35*
Prostatische Harnröhre 2, 10, 13, *21*, 102, 103
Prostatocystektomie 105
– lokales Rezidiv 105, *124*
Prostatovesikulektomie 58, 90
– Anastomosenregion *119*ff
– postoperative 104, *119*ff
PSA, Prostataspezifisches Antigen 3, 57
– -Dichte 16, 62
– Differentialdiagnose 57
– Velocity 16

Re-expandierung 99ff, *108*ff
Resistance-Index (RI) 137
Retentionscysten 38, *42*, *43*, *48*, 95

Sagittal-Ebene 3
Samenblasen 3, 7, 9, 15, *17*, *128*ff
– Abflußbehinderung *129*
– Biopsie *83*, 127, *131*
– Prostata-Winkel *25*, 125, *130*
– -Aufhebung 127, *130*
– Strukturmuster 125
Samenleiter 15, *40*, *130*, *132*
Schnellfederpistole 5, 87
Schnittebenen 6, 7
Sextantenbiopsie 63, 89, *97*, *98*
Sonde 5
Sonoanatomie 13
Sphincter internus 100, *109*
Stent der prostatischen Harnröhre 102, 116
Strahlentherapie 103
– externe 103
– interstitielle 104
Suprapubische Prostatasonographie *1*, 5, 6, *48*, *53*, *107*, *109*, *122*

Transitionalzone (TZ) 13, 14, *19*
Tumorvolumen 62
– -bestimmung 62, 90
– -reduktion *80*, 103

Sachverzeichnis

– -zunahme 104, *117*

Unimportant Tumor 62
Untersuchungsablauf 5
Uretercocele *124*
Urethrographie 2
Utriculuszyste 37, *39*

Vaseline 7
Verlaufskontrolle 15
Vesiculitis 126, *129*
Volumetrie 6, 16
– 3D-Verfahren 135

Vorbereitung 5

Wasservorlaufstrecke 1, 5, 6, *17*, 66

Zentrale Zone (CZ) 13, 14, *19*
Zonale Aufteilung 13, 14
Zysten der Prostata 37
– kongenitale 37
– multiple 38
– solitäre 37, *42*
Zysten der Samenblasen 37, *41*
Zystische Degeneration 38, *44*

Druck: Saladruck, Berlin
Verarbeitung: Buchbinderei Lüderitz & Bauer, Berlin